妈妈学医
Mama learns care

孕妈营养好 宝宝长得壮

翼下健康　宋伟 / 主编

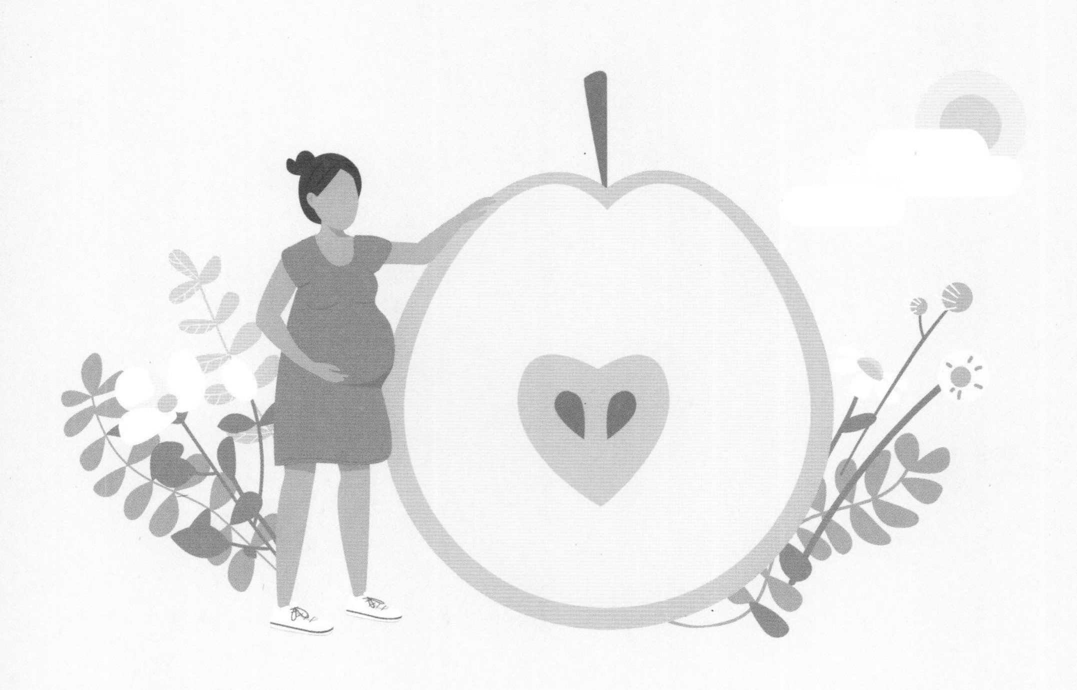

中国轻工业出版社

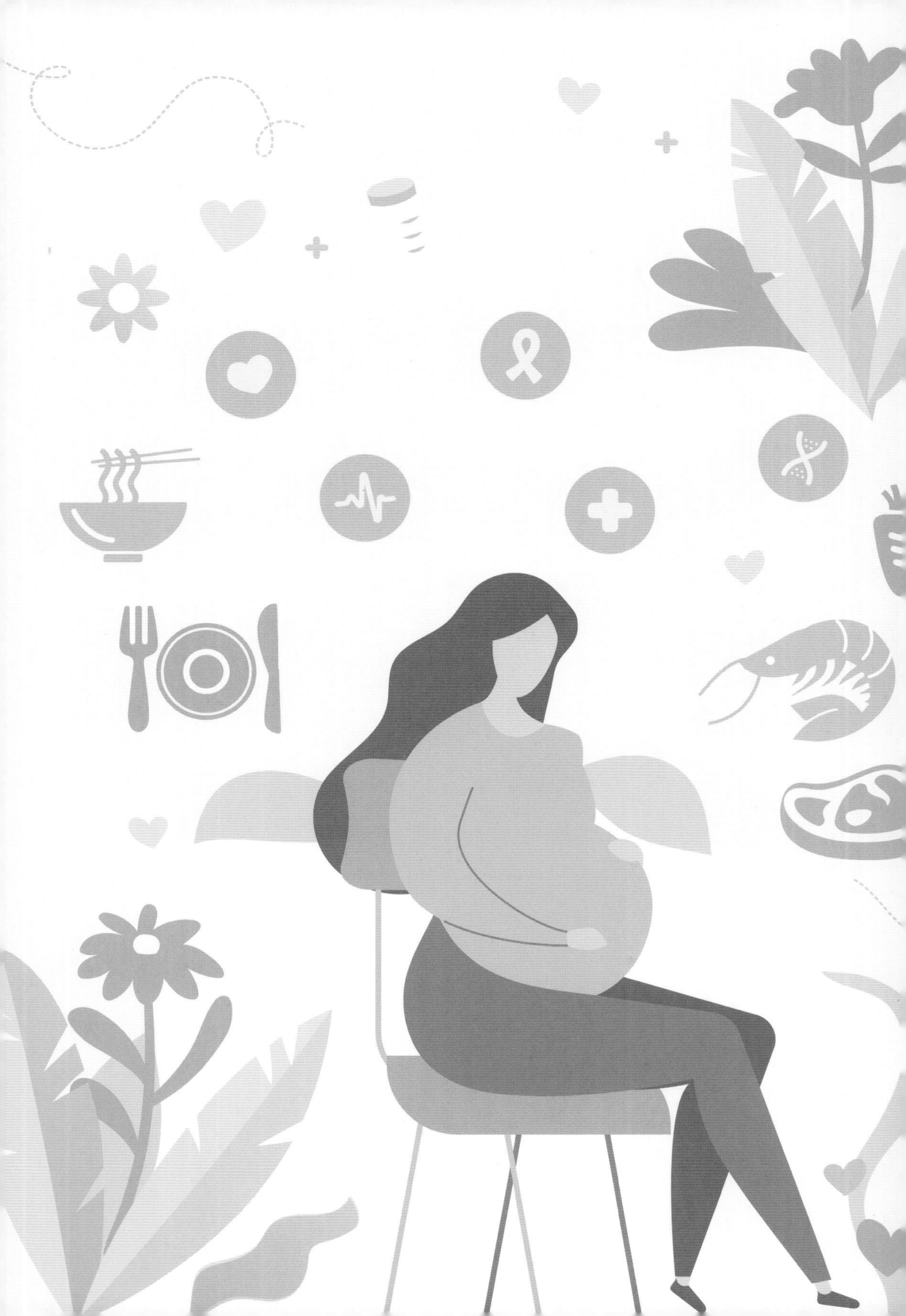

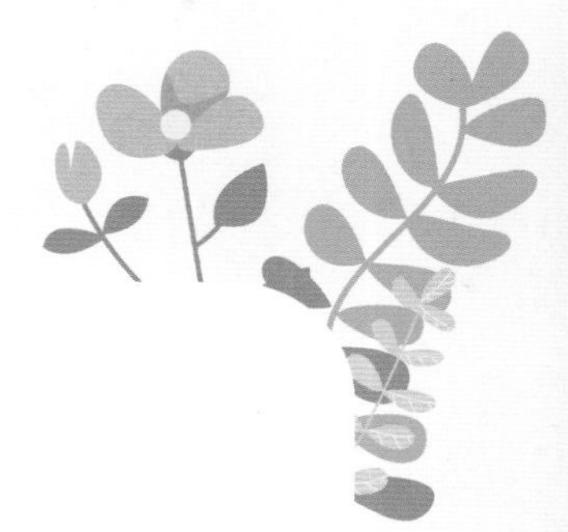

前言

营养是孕妈妈怀孕期间的头等大事，某种营养素摄入不足或摄入过多，都不利于胎宝宝的正常发育和孕妈妈自身的健康。孕妈妈摄入的营养对胎宝宝的发育至关重要，因为胎宝宝发育所需要的各种营养素均来自母体，而且在整个孕期，孕妈妈为避免各种感染疾病和可能发生的妊娠常见疾病，需要从基础的营养和均衡的膳食中获得强大的抵抗力，同时也需要为分娩和分泌乳汁储备营养素。

本书重点介绍孕妈妈在孕期内所需要的重要营养素，详细地介绍各种营养素对母婴健康的重要作用，孕妈妈每日建议的补充量，以及如何在日常饮食中获得这些关键营养素。我们希望每一位孕妈妈通过均衡的饮食吃出健康，尽可能地以食补满足孕期的营养需要，在此基础上，再考虑营养补充剂。

吃动平衡才是健康的秘诀。孕妈妈将孕期体重控制在合理的范围内，可以减少很多妊娠问题的发生风险，如妊娠期糖尿病、妊娠高血压综合征、胎宝宝过大等。营养与运动相辅相成，本书也着重介绍了孕妈妈该如何进行孕期体重管理。

同时，本书为孕妈妈每个妊娠月的营养重点给出指导，并安排了孕妈妈一周饮食食谱、一日饮食建议，以及健康食谱的示例，帮助孕妈妈将健康计划实践落地。

本书最后简略有重点地介绍了孕期及产后特殊情况下的饮食调理，试图帮助孕妈妈通过饮食调整，预防和缓解一些常见问题，如孕期水肿、孕期便秘、产后恶露不尽、产后乳腺炎等。

希望本书通过饮食健康指导，在营养上为孕妈妈和胎宝宝保驾护航。

目录

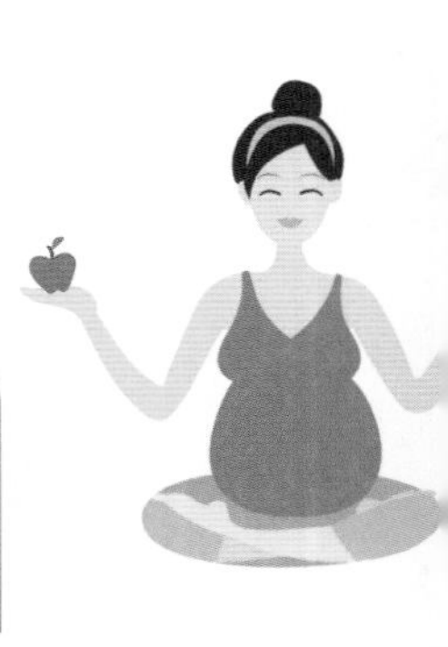

第一章 孕产期营养很关键

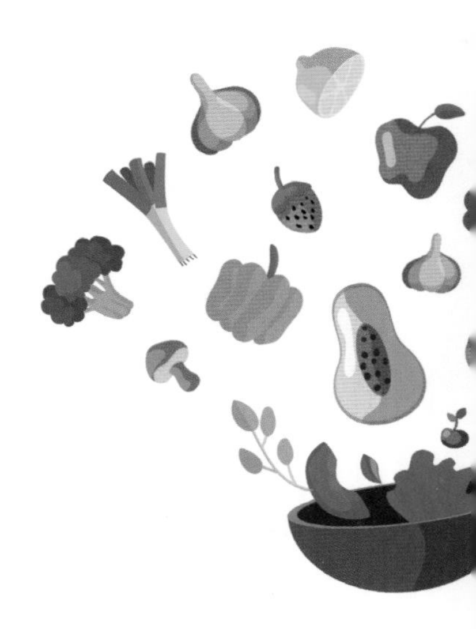

第二章 孕期体重管理，助力分娩

第三章
科学膳食指南，长胎不长肉

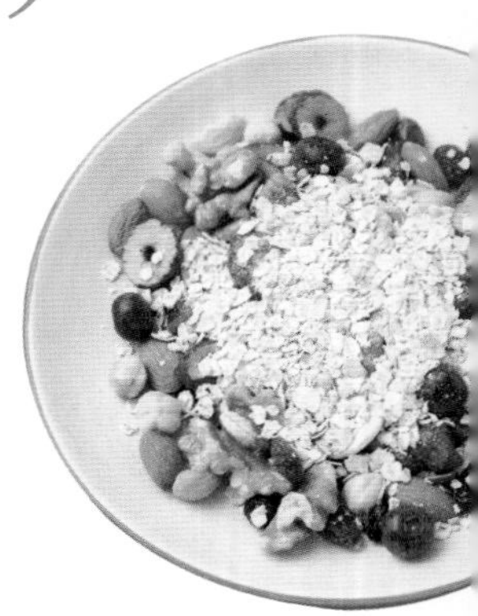

第四章
特殊状况的饮食调理

第五章
营养储备，为分娩加把力

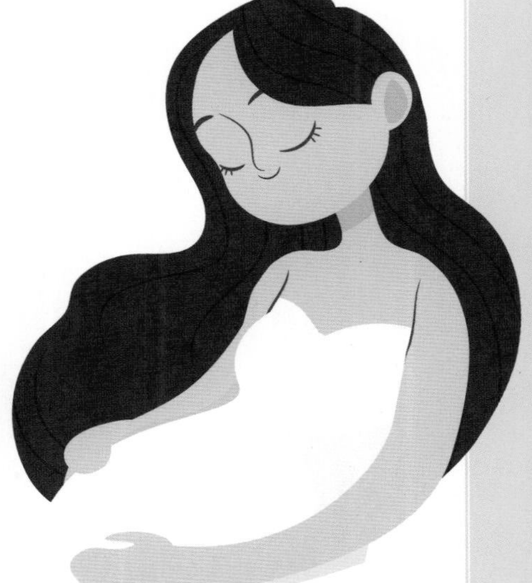

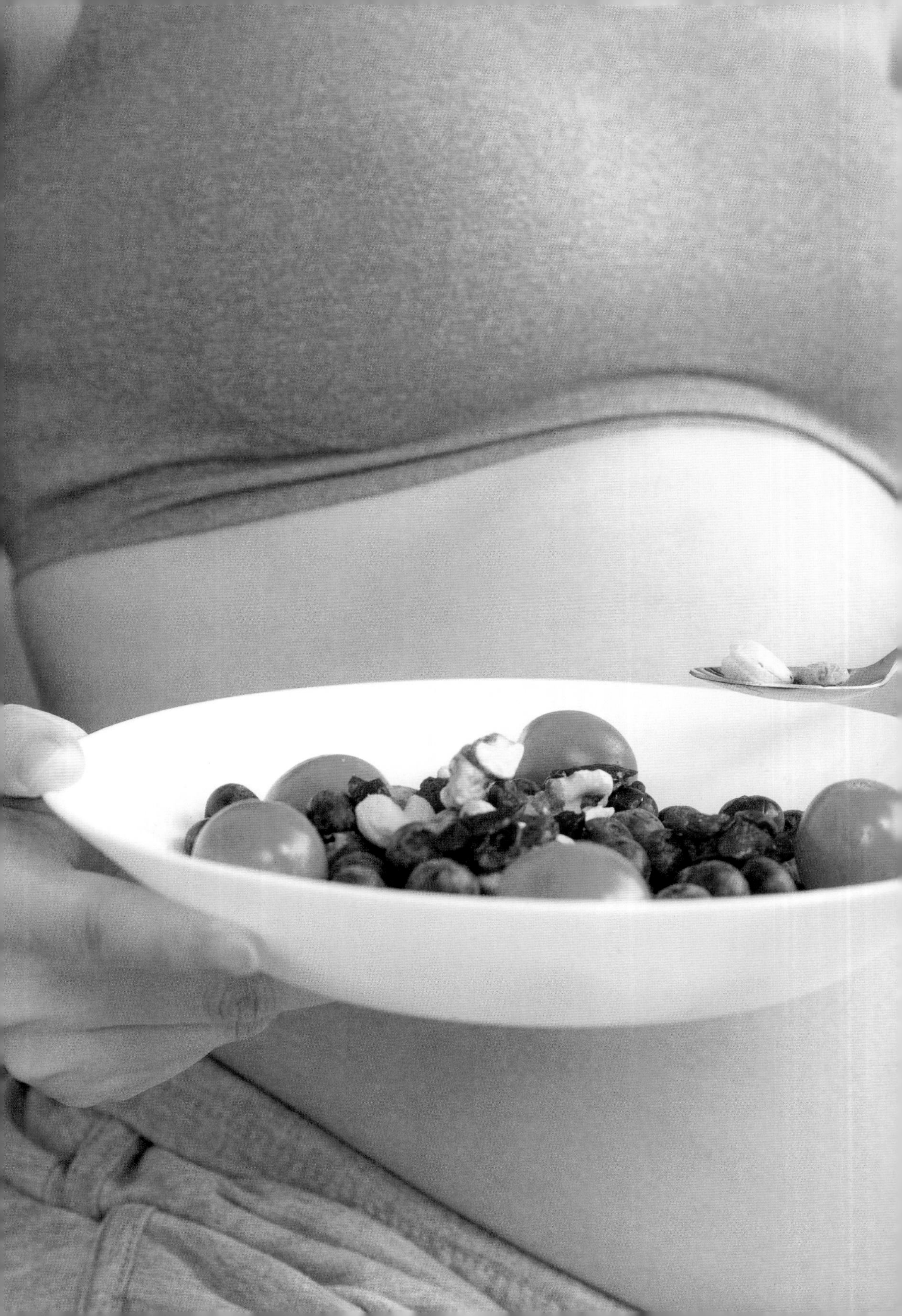

第一章

孕产期营养很关键

怀孕后，孕妈妈的生理代谢会发生一系列的变化，以适应胎宝宝生长发育的需求，并为分娩和泌乳储备营养物质。孕妈妈的营养状况直接关系到胎宝宝的发育，而且胎宝宝的营养状况还会关系到长大后的身体健康状况。因此，孕妈妈应储备充足的营养素，以应对各种情况下的自身健康需求和胎宝宝的营养需求。

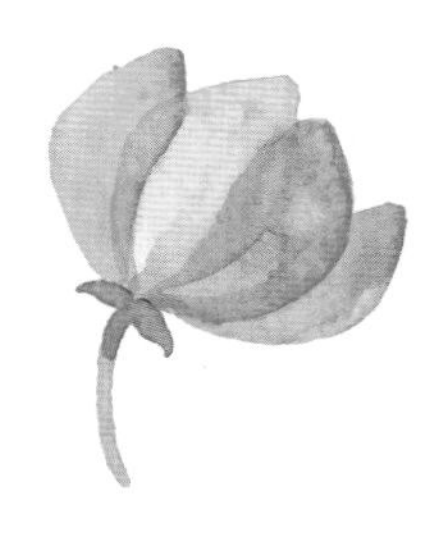

孕期营养的重要性

孕妈妈怀孕后，体内代谢增强，能量消耗增多，需要摄入更多的营养，来满足自身健康需要。同时，孕期胎宝宝的健康发育也需要各种营养，孕妈妈若缺乏营养，将会对胎宝宝造成不良影响。孕期营养对孕妈妈和胎宝宝都十分重要。

孕期营养关系到胎宝宝体重

胎宝宝在母体中生长发育，其所需要的全部营养都需要由孕妈妈来供给。母体营养充足是胎宝宝正常发育的物质基础。孕期营养与新生儿体重密切相关。孕妈妈营养不良或者某些营养素摄入不均衡是导致胎宝宝出生时体重偏低和引起胎宝宝先天畸形的重要原因。

蛋白质和热量摄入不足是导致胎宝宝生长受限的主要原因，占50%~60%。

孕晚期的营养供给与胎宝宝出生时的头围、腹围等多个生长指标相关。

宋医生说营养

作为一个妇产科医生，建议各位正在孕育新生命或准备孕育新生命的女性，在孕期一定要注意合理饮食。人在一生中，健康状况会一直受遗传、环境以及两者共同作用的影响。

在生命的起始阶段，遗传、环境、营养和代谢的相互作用将会对一个人产生关键作用，对其未来也会产生深远影响。也就是说，生命最初阶段，母体孕期的营养状况、婴幼儿期的营养状况以及养育环境，对孩子的生长发育起到决定性的作用，将会影响他的未来，并为一生奠定基础，可以说生命早期影响宝宝一生。

孕期营养关系到胎宝宝生长发育

胎内营养影响胎宝宝出生后体质、语言能力、智力和其他方面的发育。孕妈妈体内维生素A、铁元素和锌元素浓度不足时，会影响胎宝宝生长，尤其是母体维生素A缺乏时，会影响胎儿器官和骨骼的生长及视力发育，但若维生素A补充过量，则可能会导致胎儿畸形。

铁缺乏会使孕妈妈血液中携氧能力下降，使胎宝宝长期处于慢性缺氧环境中，导致生长发育受阻。碘和甲状腺激素促进蛋白质的合成，当孕妈妈缺碘时，胎宝宝体内促甲状腺激素水平升高，会导致胎宝宝神经系统发育迟缓。

孕期营养过剩导致巨大儿

孕期营养不足不利于胎宝宝正常生长发育，但孕期营养过剩会使巨大儿发生率增高。巨大儿会给顺产增加难度，而且在分娩时易出现产伤，如骨折、神经肌肉损伤等。巨大儿出生后常出现低血糖、低血钙等病症。一般来说，孕前超重或孕期体重增长过快多会使胎宝宝生长成巨大儿。

孕期营养与胎宝宝先天畸形

在新生儿先天性畸形中，最常见的是神经管畸形，这是一类可以预防的疾病。孕早期母体叶酸缺乏是引起胎宝宝神经管畸形的重要因素之一，并使胎宝宝伴有呼吸、消化、心血管等多器官畸形症。

资料显示，孕妈妈增补叶酸后，胎宝宝出现神经管畸形、唇腭裂等先天畸形的发生率明显降低。此外，孕妈妈缺碘会导致胎宝宝甲状腺功能低下，出生后易患克汀病。这类孕妈妈的膳食中多存在营养素摄入不足、营养素摄入比例失调等问题。需要注意的是，无论补充哪种营养元素，都存在补充量不足或过度的问题。在科研界，大量补充叶酸是否会提高不良妊娠结局的发生率仍存在争议，而碘摄入过量也可能会导致胎儿甲状腺功能异常。

孕期营养决定宝宝大脑发育

从孕中期开始到宝宝出生后 18 个月的这段时间，是大脑神经元快速发育期，要有充足均衡的营养供应。

胎宝宝大脑发育的过程

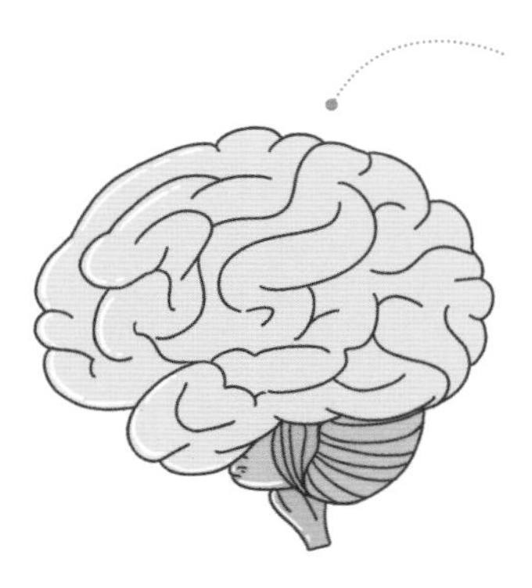

胎宝宝期是大脑发育的重要期。

怀孕 20 天左右：胚胎中有了原始神经发育。

怀孕 2 个月：胎宝宝大脑的神经管发育成大脑和脊髓。

怀孕 3 个月：脑细胞发育进入第一个高峰期，同时，胎宝宝的视觉和听觉神经系统也在逐步发展中。

怀孕 4~5 个月：胎宝宝大脑还处于迅速发育阶段，可能会出现记忆痕迹。

怀孕 6~7 个月：脑细胞大小和复杂度的生长期。7 个月的胎宝宝有记忆和思维的功能。这个时期给胎宝宝好的刺激，能够帮助胎宝宝脑细胞增长和形成好的脑回路。

怀孕 8~9 个月：胎宝宝大脑的活跃期，大脑重量增大，脑细胞几乎与成人相同，胎宝宝的脑部发育完成。

怀孕 10 个月：胎宝宝脑重量约 400 克，脑的神经细胞约有 1000 亿个。此后，神经细胞数量不会再增加。为了传达信息，神经细胞开始髓鞘化，神经胶质细胞开始增加，脑部逐渐发达。

大脑细胞的互相联通在宝宝出生后 3 岁时完成，7 岁时，大脑发育慢慢完善。

孕期营养与健康

大脑细胞分裂增殖主要是在母体内完成的，胎宝宝如果在细胞增殖分化期营养吸收不足，则脑细胞的数量只有正常儿脑细胞数量的 82%，即使出生后喂养充足，脑细胞数量仍低于正常儿。

大脑发育需要的营养

蛋白质：在脑细胞中，蛋白质合成十分活跃。细胞核和细胞质主要由脱氧核糖核酸（DNA）和蛋白质组成，脑细胞增大主要依赖蛋白质的合成。多种氨基酸种类都要摄入。

乙酰胆碱：大脑记忆力与大脑中乙酰胆碱含量密切相关。乙酰胆碱以胆碱的形式存在于肉、蛋、大豆之中，有研究表明，适当补充胆碱，能够改善记忆力。

葡萄糖：大脑必须靠血液随时供给葡萄糖，葡萄糖是大脑的能量来源。

维生素：维生素 A、B 族维生素、维生素 C 和维生素 E 等对抽象思维和良好的记忆很有帮助。维生素 A 可以促进大脑发育，是大脑判断能力的增强剂。B 族维生素使脑神经细胞功能增强。维生素 C 被称为脑力泵，可以使大脑更加敏感。维生素 E 是脑功能卫士，保护神经细胞膜和脑组织免受破坏。

矿物质：活跃大脑的必要元素。

孕期营养影响胎宝宝免疫力

胎宝宝期的营养会影响到胎宝宝的免疫系统发育，孕期营养不良会使胎宝宝出生后体重偏低，易受到细菌、病毒的感染，导致生病。

影响免疫细胞数量

胎内营养不良或一些疾病因素会使胎宝宝出生时体重较轻，同时伴有婴儿细胞免疫功能降低、外周血液淋巴细胞[①]数目减少，T 淋巴细胞百分数与绝对数减少。婴儿免疫细胞减少的情况可能会延至出生后 9 个月或更长时间，不利于婴儿健康生长。

影响吞噬细胞[②]的功能

胎内营养缺乏会影响胎宝宝体内白细胞的定向运动，削弱吞噬细胞的杀菌能力。胎宝宝出生后易受到各种病原体的侵袭。

注：① 外周血液淋巴细胞，由 T 细胞和 B 细胞组成，能够帮助人体抵御外来的细菌和病毒，是机体免疫应答功能的重要细胞成分。

② 吞噬细胞属于白细胞，是人体的免疫细胞，可以吞噬侵入人体的病原微生物。

孕期营养对孕妈妈的意义

孕妈妈营养充足，身体健康，才能生育健康、聪明的宝宝，必须要重视供给孕妈妈合理的营养。

补充关键营养素

孕妈妈摄入的营养不仅供应自己的需求，还要供应胎宝宝的需要。如果孕妈妈营养素不足，身体仍然要供应胎宝宝的需要，比如孕妈妈每天需要补充约 1000 毫克的钙，一旦孕妈妈钙摄入量不足，体内又无储备时，母体就会从骨骼中脱钙来供应胎宝宝需要，这会影响母体的骨密度，致使孕妈妈患骨质软化症。

预防妊娠期高血压

妊娠期高血压疾病为妊娠特有疾病，多见于孕晚期，表现为体重迅速增加，并伴有高血压、蛋白尿、水肿等症状，其病因尚未明确。一项研究调查显示，患妊娠高血压的孕妈妈，其膳食中摄入蛋白质较低，体内缺乏铁元素及维生素 A、维生素 B_1、维生素 B_2、维生素 C，但脂肪摄入较多。

孕期营养影响分娩

孕期营养和流产、早产、胎膜早破的关系密切。蛋白质、维生素及微量元素的严重缺乏可引起流产；维生素 C 缺乏可使胎膜的脆性增加，胎膜早破发生率升高。此外，孕妈妈血清中铜离子、锌离子浓度降低，会导致过期妊娠的发生。

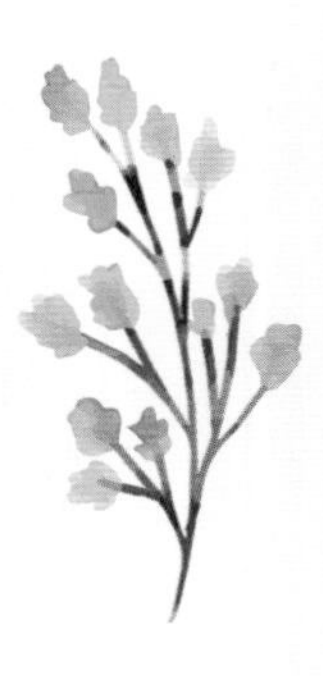

孕期营养保证胎盘正常发育

孕期营养的重要性还表现在保证胎盘的正常发育。胎盘在孕 6~7 周时开始形成，孕 3 个月时完全形成。胎盘连接母体与胎宝宝，是胎宝宝获取母体营养和废物排除的通道。孕期营养充足才能维持胎盘的正常功能。

胎盘的功能

营养功能：胎盘的重要功能之一是供给胎宝宝生长发育过程中所需要的营养物质，如糖类、脂肪、蛋白质、水、维生素等，胎盘中还含有多种酶，能够分解来自母体的各种复杂化合物，再供给胎宝宝吸收。

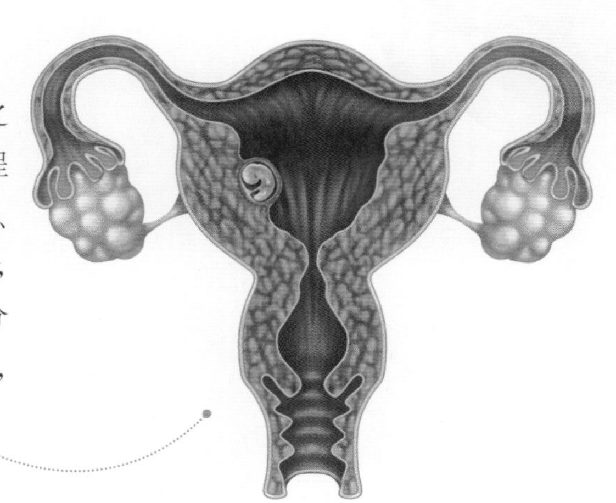

代谢功能：胎宝宝新生代谢的废物需要通过胎盘转运到母体的血液中，经由母体的代谢活动排出体外。

防御功能：胎盘分泌的一些免疫因子，能阻挡有害于胎宝宝的物质，以保障胎宝宝免受其害。一般情况下，细菌是不能通过胎盘的，但在胎盘的绒毛受损或被破坏时，细菌就能进入血液，造成胎宝宝的感染。

孕期营养与健康

充足的孕期营养是胎盘正常代谢和发挥功能的前提条件。母体营养对胎盘的结构和功能都有一定的影响。据资料显示，不发达地区的孕妈妈娩出的胎盘重量往往比发达地区的小，胎盘的滋养层和绒毛面积也相应减少，这无疑会影响胎宝宝对营养物质的吸收。

孕期各阶段营养要点

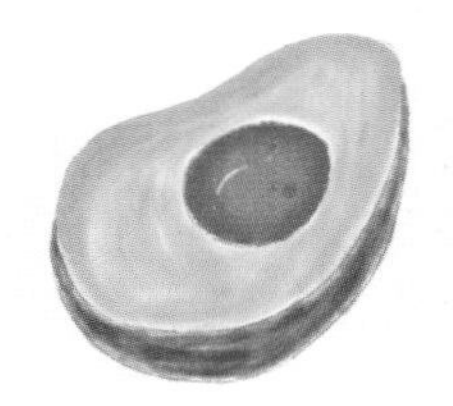

孕期怎么才能吃得科学、营养，吃出母婴健康？我的答案是：听肚子里这位的！孕妈妈补充营养，要根据胎儿生长速度及母体生理代谢变化进行适当调整。

宋医生说营养——孕早期

有些老旧观念认为，孕早期不想吃也得多吃点，为接下来的日子打好基础。这其实是不科学的！

孕早期阶段，孕妈妈的基础代谢率和平时比较，不会增加，反而还有所下降。胎儿的生长发育也比较缓慢，到 12 周末的时候，胎儿的身长大概只有 7 厘米，也就是两节七号电池的长度。这时候，母体和胎儿的营养需求并不高。

在这一时期，刻意地多吃甚至乱吃是完全没有必要的。过多摄入反而可能会造成孕早期或者整个孕期体重过度增长，还可能增加妊娠期糖尿病、巨大儿等妊娠期并发症的风险。对于孕早期的孕妈妈，继续保持怀孕前的饮食量，做到营养均衡就可以了。

孕早期，大补特补没必要

如果你正处于孕早期，可能还有孕吐等早孕反应，这很常见，也是一种正常的孕期生理现象。不用过度担心吃得太少、营养不足的问题，把握以下几个原则就可以了：

保障每天不低于 130 克五谷类食物；
坚持补充适量的叶酸及铁、碘等微量元素；
有早孕反应的孕妈妈要采用少食多餐的方法；
适量补充 B 族维生素以改善食欲；
饮食以清淡、适口、易消化为宜。

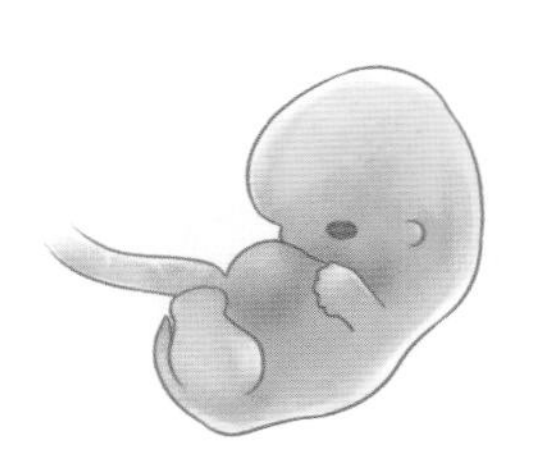

宋医生说营养——孕中、晚期

进入孕中期和孕晚期，你可能会明显感到口味上有所偏重，开始挑剔食材，很难均衡饮食，很多人可能还会联想到“酸儿辣女”。口味的变化，其实和孕妈妈身体里的激素水平有一定关系，从而带来了一系列胃肠反应。这时候需要的依然是营养均衡，但是需求量会比孕早期有所增加。

孕中、晚期，多种营养不可缺

到了孕中、晚期，胎儿体重从16周末期的约110克，增长到孕晚期的约3.4千克，发育加快需要更多的营养支持。这段时间孕妈妈的基础代谢率逐渐增高，到孕晚期的时候比之前多出20%，也需要吃更多的食物来满足母体基础代谢的需要。

在这个阶段，首先还是对能量的需求。每天增加300千卡能量，大约就是比孕早期多吃200克的熟米饭。

同时，与孕早期相同，叶酸、铁、碘需要坚持补充。其中，铁的需求量会明显增加，每天可以比孕早期多吃20~50克红肉，每周增加20~30克动物内脏，20克也就是不到半个鸡蛋的重量。木耳、蘑菇、紫菜也可以搭配食用。

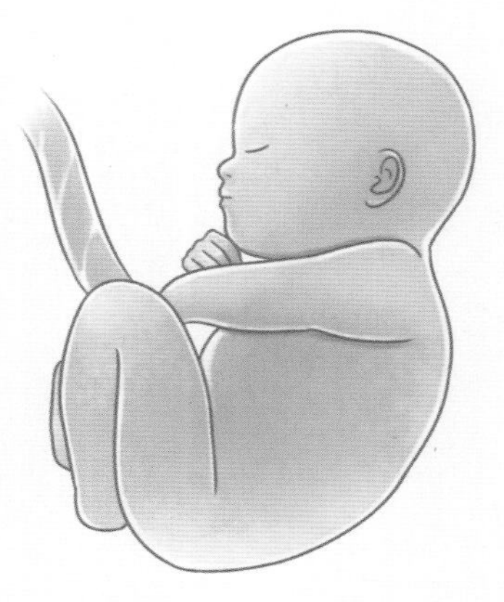

除此之外，到了孕中、晚期，优质蛋白质、DHA、钙等营养素都要注意补充。

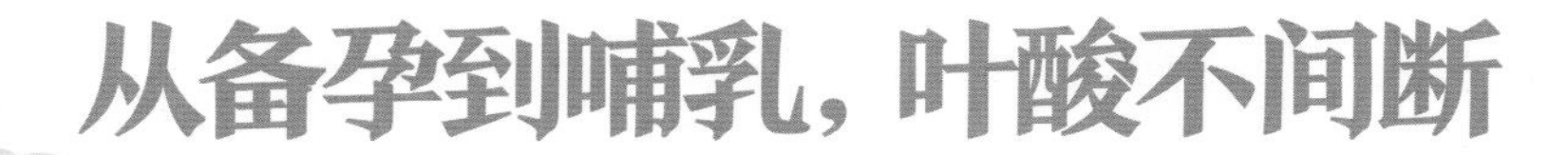

从备孕到哺乳，叶酸不间断

大部分孕妈妈对叶酸应该不陌生，很多人一提到怀孕，首先想到的就是要补叶酸，但对为什么要补充叶酸，孕期该如何补叶酸等问题，还是不够认识和了解。

叶酸补充必不可少

叶酸是一种水溶性维生素，也叫作维生素 B_9，是众多维生素的一种。胎宝宝的细胞增殖、组织生长、机体发育都离不开它。胎盘中含有与叶酸结合的蛋白质，可以主动将母体的叶酸转运至胎宝宝体内。孕早期叶酸缺乏可引起胎宝宝神经管畸形，以及眼、口、唇等多种器官畸形的发生。

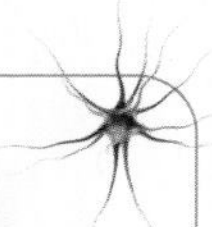

叶酸影响胎宝宝神经管发育

怀孕前后，孕妈妈对叶酸的需求量增加，如果孕妈妈饮食中叶酸摄入量不足，加之体内血容量增量，叶酸消耗量增加，孕妈妈体内叶酸浓度容易偏低。当人体叶酸缺乏时，体内生长繁殖的组织最先受到影响，导致孕妈妈腹内胎宝宝神经细胞生长停滞，细胞发育不平衡，最终造成胎宝宝神经管缺陷。

胎宝宝神经管形成开始于胚胎发育早期（受精卵植入子宫后16天左右），而且，孕妈妈需要连续服用 4 周叶酸，母体血浆的叶酸水平才会明显提高，连续服用 3 个月后，血浆中的叶酸浓度才能达到理想状态。这也是为什么备孕要留出 3 个月时间补充叶酸。

叶酸降低妊娠高血压综合征风险

研究显示，孕期每天补充叶酸 0.4 毫克可降低妊娠高血压综合征的发生风险，其中包括妊娠高血压、子痫前期、子痫等。

每日建议叶酸补充量

宋医生说营养——叶酸

对绝大部分孕妈妈而言，孕期叶酸补充量为每日食物来源 0.2 毫克，每日额外补充 0.4 毫克或者 0.8 毫克叶酸制剂，单日最大摄入量不要超过 1 毫克。

如果孕妈妈错过了怀孕前补充叶酸的机会，也不用过度紧张，发现怀孕后第一时间把叶酸补充上，直到哺乳期结束。

剂量规格选择

孕期叶酸补充除食用富含叶酸的食物外，还可以使用叶酸补充产品。目前，市面上常见的叶酸补充产品有 3 种剂量规格，分别是 0.4 毫克 / 片、0.8 毫克 / 片、5 毫克 / 片。

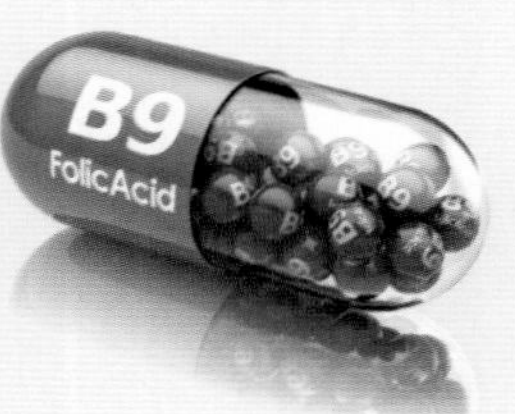

其中，5 毫克 / 片的叶酸片是给特殊人群使用的，使用时要遵医嘱执行，比如少数孕妈妈之前怀过神经管畸形的胎宝宝，可能会用到这种剂量的叶酸。一般情况下，建议孕妈妈选择 0.4 毫克 / 片的产品。

过量补充叶酸怎么办

孕期叶酸补充过量会抑制身体对维生素 B_{12} 的吸收，也会对孕妈妈和胎宝宝的神经系统造成一定影响，还会影响孕妈妈对锌元素的代谢。

如果孕妈妈服用的是孕妇专用的叶酸片，大多剂量比较小，一般不超过每天 1 毫克，是达不到中毒剂量的。每天补充叶酸超过 1 毫克，最好在医生指导下使用。此外，叶酸是一种水溶性维生素，摄入超标的叶酸会通过尿液排出。从食物摄入角度看，食物中的叶酸吸收利用率不高，正常饮食不用担心过量问题。

从食物中获取叶酸

富含叶酸的食物

蔬菜类：红苋菜、菠菜、韭菜、小白菜等；

水果类：草莓、樱桃、橘子、猕猴桃等；

肉蛋类：动物肝脏、鸡蛋、牛肉、羊肉等，其中，鸡肝、猪肝叶酸含量较高；

其他：核桃、黄豆、花生、腐竹、大麦等食物也都含有不少的叶酸。

食物中的叶酸利用率低

常见食物中叶酸的含量

（微克 /100 克可食部）

食物	叶酸含量
羊肝	226.5
鸡肝	1172.2
猪肝（代表值）	353.4
红苋菜	419.8
绿豆	286.2
黄豆（大豆）	210.1
鸭蛋	125.4
黄豆芽	10.0

食物	叶酸含量
香菜	148.8
腐竹	147.6
紫菜	116.7
茼蒿	114.3
芝麻（黑）	163.5
花生米	107.5
核桃	102.6
蒜苗	90.9

食物	叶酸含量
豌豆（宁夏）	55.5
豇豆	110.4
小白菜	43.6
玉米	31.9
橘	52.9
枣（干）	48.7
虾米（海米，虾仁）	43.5
大米	23.7

注：数据来自《中国食物成分表》标准版第 6 版（2018）

看到表中的数据，也许你会惊讶，原来食物中的叶酸含量这么多。实际上，食物的叶酸利用率并不高。由于食物中的叶酸遇光、遇热后不稳定，很容易在食材存储和加工的过程中流失。比如蔬菜放置两三天后叶酸会损失 50%~70%；煲汤、爆炒等方式烹饪后，蔬菜中的叶酸会损失掉 50%~95%。所以，选用新鲜的食材，避免长时间的高温烹饪，可以在一定程度上减少食材中的叶酸损失。

相比之下，叶酸补充制剂在数月或者数年内都可以稳定存在。所以，叶酸的补充除了从食物中获取，还需要额外服用补充剂。合成叶酸片比天然叶酸的吸收利用率更高，再加上适量的食物获取，就足够孕妈妈每天的叶酸需求量了。

补叶酸食谱推荐

清炒茼蒿

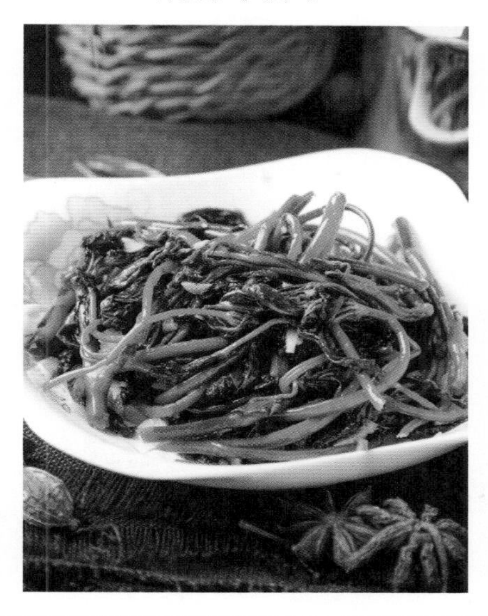

原料：茼蒿 200 克，蒜末、盐、油各适量。

做法：

1. 茼蒿洗净，切成段。
2. 油锅烧热，放入一半蒜末，放入茼蒿粗秆翻炒几下，再放茼蒿嫩叶。
3. 炒至茼蒿断生，放入另一半蒜末、适量盐，翻炒几下即可。

麻油猪肝

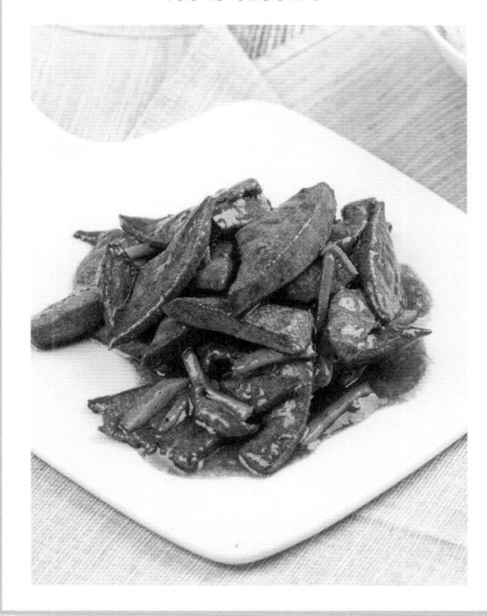

原料：猪肝 200 克，芝麻油、盐、葱丝、姜片各适量。

做法：

1. 猪肝放入清水中浸泡 1 小时后，切成条。
2. 锅烧热，倒入芝麻油，放入葱丝、姜片爆香，放入猪肝，炒至断生。
3. 出锅前加盐调味即可。

不可缺少的维生素

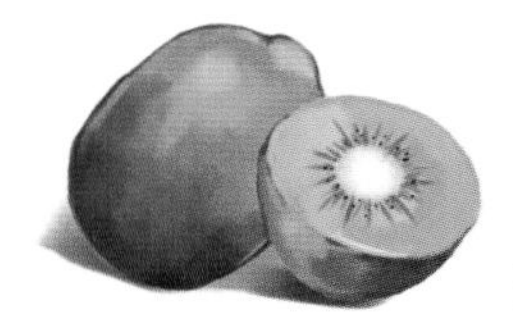

维生素是一个大家族，不仅叶酸补充很重要，其他种类的维生素对孕妈妈和胎宝宝也很重要。

脂溶性维生素

维生素 A

孕妈妈缺乏维生素 A 会导致胎宝宝发育迟缓、低体重和早产，但孕早期维生素 A 摄入过量，也可能引起自发性流产和胎宝宝畸形。推荐孕中、晚期的孕妈妈每天维生素 A 摄入量为 700 毫克视黄醇相当量。在服用维生素 A 补充剂或食用维生素 A 强化食物时，应注意补充的总量，避免过量摄入。

食物来源：鸡肝、猪肝、蛋黄、乳类、西蓝花、胡萝卜、芹菜叶、豌豆苗、菠菜、荠菜等。

维生素 D

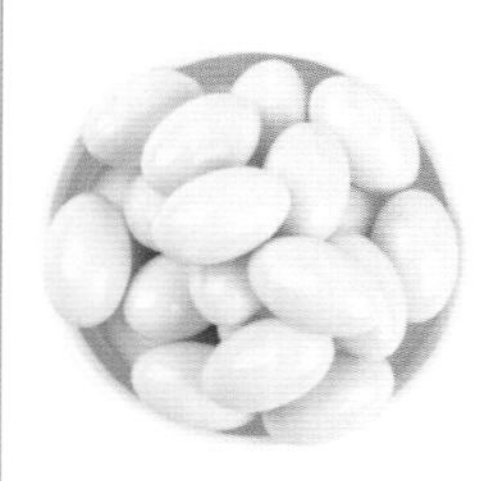

维生素 D 主要来源于阳光照射下体内的合成，在高纬度、缺乏日光的地区，人体几乎不能合成维生素 D，而且含维生素 D 的食物有限，补充维生素 D 很重要。孕期维生素 D 缺乏会导致母体骨质软化症，以及胎宝宝出生后钙代谢紊乱。建议孕期每天补充 10 微克的维生素 D。

维生素 E

维生素 E 对细胞膜有保护作用，怀孕早期的孕妈妈适当补充维生素 E，有保胎的作用，还有利于胎宝宝的大脑发育。中国营养学会（CNS）推荐的孕妈妈维生素 E 每日摄入量为 12 毫克。

食物来源：粮谷、豆类、果仁。

维生素 K

维生素 K 与凝血功能有关，凝血因子需要依赖维生素 K 在肝脏内合成。补充维生素 K 能有效预防缺乏性出血症。新生儿出生时会被注射维生素 K。一般在饮食中就可以获得丰富的维生素 K。

食物来源：绿叶蔬菜，如甘蓝、莴笋、菠菜等。

水溶性维生素

维生素 B_1

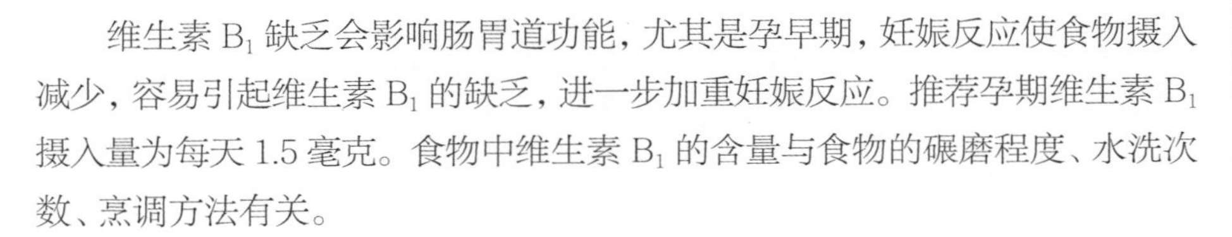

维生素 B_1 缺乏会影响肠胃道功能，尤其是孕早期，妊娠反应使食物摄入减少，容易引起维生素 B_1 的缺乏，进一步加重妊娠反应。推荐孕期维生素 B_1 摄入量为每天 1.5 毫克。食物中维生素 B_1 的含量与食物的碾磨程度、水洗次数、烹调方法有关。

食物来源：动物的内脏，如肝、心等，瘦肉以及粗加工的五谷类、豆类等。

维生素 B_6

维生素 B_6 可辅助治疗孕早期妊娠反应，此外，适量补充维生素 B_6、叶酸、维生素 B_{12} 可以预防妊娠高血压。维生素 B_6 适宜摄入量为每天 2.2 毫克。

食物来源：动物肝脏、肉类、豆类及坚果。

维生素 C

怀孕期间合理补充维生素 C 有助于胎宝宝脑部发育，增强孕妈妈身体的免疫力。孕早期维生素 C 的推荐摄入量为每天 100 毫克，孕中、晚期推荐摄入量为每天 130 毫克。

食物来源：新鲜的蔬菜水果，如青椒、西蓝花、柑橘、猕猴桃等。

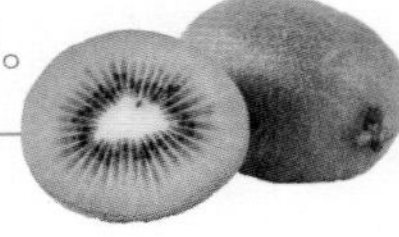

复合维生素

随着叶酸的普及，近年来，神经管缺陷的发病率虽然逐渐下降了，但是，先天性心脏病的发病率呈现上升趋势，唇裂发病率居高不下。这说明单纯补充叶酸还不够，还需要补充复合维生素。

复合维生素的补充

通过口服复合维生素，不仅能够满足母体的孕期生理机能，还能够保证胎宝宝生长发育所需，减少出生缺陷。各种维生素在孕期的作用各有不同，不能忽视任何一种维生素的补充。如果孕妈妈担心日常饮食无法满足身体对多种维生素的需求，可以选择补充复合维生素。复合维生素与叶酸的补充原则是一样的，推荐从怀孕前的 3 个月开始，直到哺乳期结束。

复合维生素的选择

复合维生素的种类有很多，其成分主要包括维生素 A、维生素 D、维生素 E 等脂溶性维生素，以及 B 族维生素、叶酸、维生素 C 等水溶性维生素。除此之外，还包括一定含量的矿物质，比如钙、镁、锌、铁、碘等。

理论上讲，孕妈妈在怀孕期间，大部分的营养素可以通过合理均衡的饮食来获取，但是因为孕吐或不平衡饮食等原因可能缺乏某些微量元素，可在医生的建议下服用孕期复合维生素制剂来补充。

孕期营养与健康

孕妈妈在具体选择复合维生素制剂时，注意产品说明书上各种营养物质的含量。如果孕妈妈同时服用着其他补充剂，需要计算累计有效成分的量，避免某些物质重复补充，或者过量补充。

补维生素食谱推荐

蘑菇养生汤

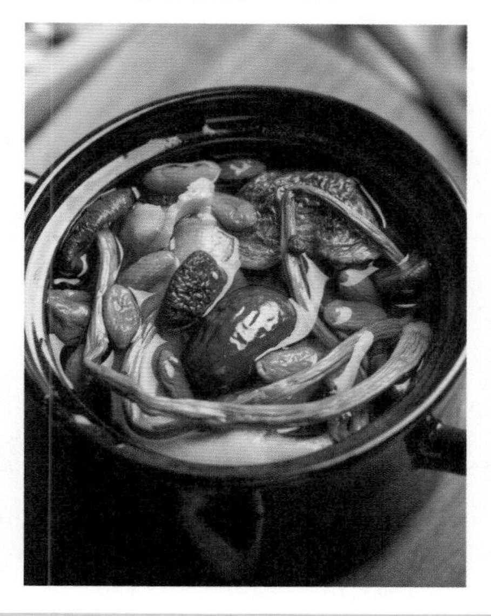

原料：干香菇、茶树菇各50克，红枣10克，枸杞子、姜片、盐、油各适量。

做法：

1. 香菇、茶树菇洗净，用凉水浸泡1小时。

2. 将姜片、红枣、枸杞子、泡好的香菇和茶树菇放进砂锅，加适量水，烧开后改小火炖3小时，出锅前，加适量盐、油即可。

腰果西蓝花

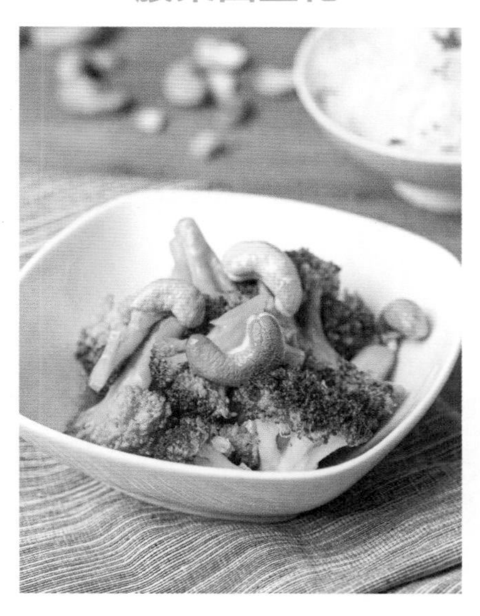

原料：西蓝花300克，腰果50克，蒜末、酱油、盐、油各适量。

做法：

1. 西蓝花洗净，掰成小块，放入热水中焯烫。

2. 油锅烧热，放入蒜末爆香，再放入西蓝花翻炒。

3. 待西蓝花炒熟后放入腰果，翻炒1分钟，出锅前加适量盐即可。

食物巧补 DHA

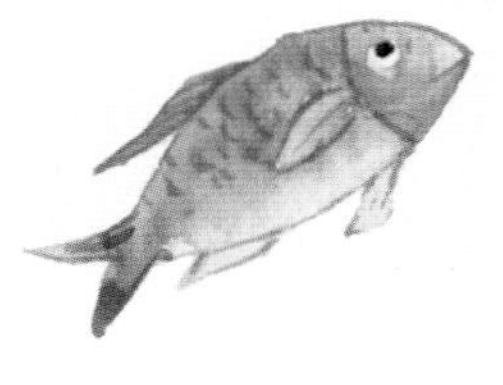

DHA 是构成人体细胞膜的重要成分，存在于大脑和视网膜中。孕妈妈无论是在孕期还是在哺乳期，都要摄入充足的 DHA。

DHA 全解

DHA 的全称为二十二碳六烯酸。它与 ALA、EPA 同属于 ω-3 家族，是一种对人体非常重要的多不饱和脂肪酸。DHA 对于胎宝宝大脑发育至关重要。

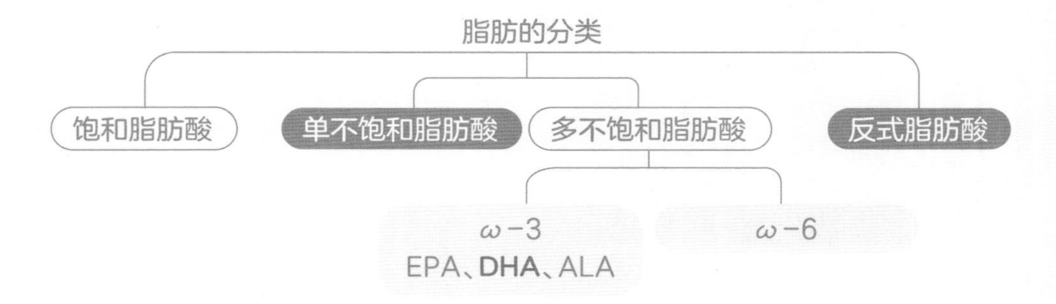

DHA 对母婴的健康意义

在孕 20 周左右，胎儿的听觉、视觉、触觉等感知觉能力慢慢形成，并且逐渐完善。DHA 在这个过程中发挥着重要的作用。此时母体血浆中的 DHA 含量充足，胎儿中枢神经系统的发育也就会更有保障。

在孕晚期的最后几周，子宫内 DHA 迅速增加，以促进胎儿体重、身长和头围的生长，延长胎宝宝在母体肚子里的时间，在一定程度上避免早产的发生。此外，DHA 参与视网膜感光细胞的信号传导过程，有助于维持眼睛的发育。孕晚期最后 5 周内 DHA 的摄入量会影响婴儿 12 个月龄阶段的视力发育。研究表明，孕期充足的 DHA 摄入对于改善产后抑郁也有一定的帮助。

宋医生说营养——DHA

每次一说到 DHA 的获取，很多人首先想到的就是各种 DHA 补充剂或保健产品。站在产科医生的角度，我并不建议孕妈妈盲目使用 DHA 补充剂。实际上，通过生活中的饮食调节就可以获得充足的 DHA，满足胎宝宝生长发育的需要。

每天摄入 200 毫克 DHA

DHA

中国营养学会建议，孕妈妈每天需要摄入 200 毫克 DHA。孕妈妈整个孕期都需要注意补充 DHA，最好持续到哺乳期不再对宝宝进行母乳喂养时再结束。如果孕妈妈怀孕前和孕早期没有关注这个问题，也不用着急，孕 20 周甚至 24 周开始补充都是来得及的。

DHA 兼补 EPA

和 DHA 一起组成不饱和脂肪酸的还有 ALA 和 EPA，其中 EPA 也是胎宝宝发育必不可少的脂肪酸，可以促进胎宝宝心脑血管发育。所以，除了每天摄入 200 毫克 DHA，还应保证每天 50 毫克的 EPA 摄入。EPA 与 DHA 的食物获取来源差不多，如深海鱼、坚果、食用油中都含有 EPA。

DHA 的最佳来源是食物

鱼类和海鲜是含有 DHA 最多的食物，它们不但含有 DHA，还富含优质蛋白质、维生素 A、铁、锌等营养素，是孕期膳食结构的重要组成部分。如果可以，孕妈妈还应尽量通过食物来获得所需的 DHA。自孕中期（第 13 周）开始，孕妈妈应保证食谱中平均每天有 50~100 克鱼虾类。

另外，《中国孕产妇及婴幼儿补充 DHA 的专家共识》建议，孕妈妈可以每周吃两三餐鱼，且有 1 餐以上是高脂海鱼，同时保证每天 1 个鸡蛋，来加强 DHA 的摄入。

每周吃两三次鱼肉

美国农业部在 2012 年发布的《有关孕妇通过海鱼摄取 DHA 的声明》中提出，每周两三份的低汞海鱼，总重量在 250~350 克，可以帮助孕妈妈实现平均每天 200 毫克 DHA 的摄入量。

避免选择大型鱼

挑选海鱼时，最好避免选择大型深海鱼类，比如剑鱼、旗鱼、方头鱼、羊鱼、王鲭。这些大型鱼类处于食物链的顶端，体内重金属汞含量可能会偏高。几乎所有食物，包括蔬菜水果里，都有汞，只是含量很低。一般而言，食物链越靠上的动物，其肌肉里的汞元素含量越多。

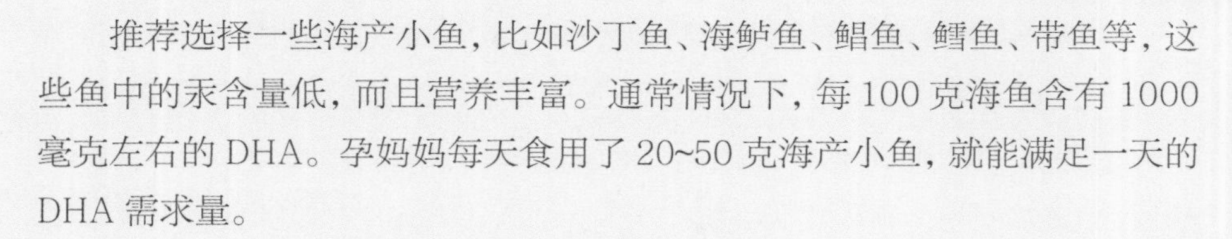

首选海产小鱼

推荐选择一些海产小鱼，比如沙丁鱼、海鲈鱼、鲳鱼、鳕鱼、带鱼等，这些鱼中的汞含量低，而且营养丰富。通常情况下，每 100 克海鱼含有 1000 毫克左右的 DHA。孕妈妈每天食用了 20~50 克海产小鱼，就能满足一天的 DHA 需求量。

如果孕妈妈不喜欢吃海鱼，鲈鱼、鲢鱼等这些淡水鱼的 DHA 含量也不少，每 100 克淡水鱼含有 200 毫克左右的 DHA。虽然淡水鱼 DHA 含量不如海鱼高，但其中富含优质蛋白质，适当多吃也是有好处的。

禁食生鱼片

生鱼片可能会带有寄生虫、细菌等，虽然概率不高，但是孕妈妈需要谨慎对待。所以，不建议在孕期吃生鱼片。孕妈妈可以选择清蒸或者煮汤的方式来摄入鱼肉。

获取 DHA 的备用方案

DHA 含量最高的食物是鱼类，一些干果类其中所含的 α－亚麻酸可在人体内转化成 DHA。很多 DHA 补充剂也可以帮助孕妈妈补充 DHA。

坚果、植物油

除鱼虾类外，其他食物中的 DHA 含量都很少。但是坚果和植物油中含有 α－亚麻酸，α－亚麻酸经过胃肠道消化吸收后，约有 10% 可以转化生成 DHA。含 α－亚麻酸最丰富的食物是亚麻籽油、菜籽油、橄榄油，含量高达 50%~60%，可以用这类油烹制食物，如凉拌、炒菜等。此外，坚果类，如花生、核桃等，每天食用 20~30 克，也有利于补充 DHA。

不过，除鱼类外，坚果、植物油这类食材食用量并不宜多，α－亚麻酸转化 DHA 效率也不算高，只能作为 DHA 的辅助补充来源，一般不能替代鱼类。

DHA 补充剂

如果孕妈妈能做到每周食鱼两三餐且有 1 餐以上为富脂海产鱼，每日吃 1 个鸡蛋，就无须使用 DHA 补充剂。如果受地理条件、饮食习惯或者食物过敏等因素限制，孕妈妈不能通过日常饮食来满足所推荐的 DHA 摄入量，尤其是 DHA 摄入水平低于每日 100 毫克时，可以考虑选择 DHA 补充剂。作为食物来源的备选方案，DHA 补充剂的种类繁多，主要分为藻油 DHA 和鱼油 DHA。

智慧选择 DHA 补充剂

DHA 有助于胎宝宝的大脑发育和视网膜形成。通过食物补充 DHA 是最好的方式，如果是素食主义者或者对鱼过敏的孕妈妈，无法通过鱼虾等水产品获取 DHA，那么建议咨询妇产科医生后，通过补剂来获取足量的 DHA。

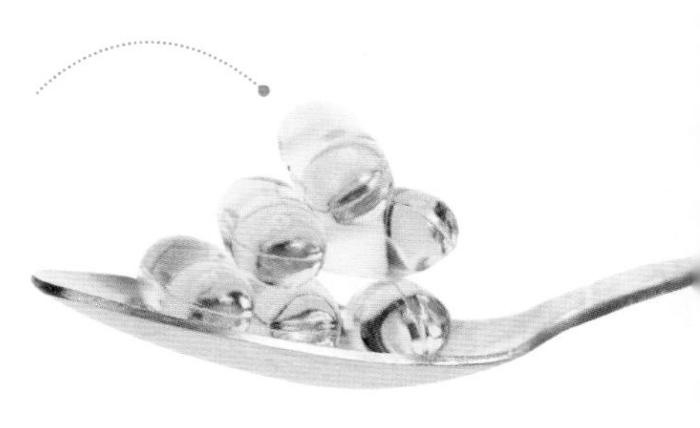

藻油 DHA

藻油 DHA 是直接从海洋单细胞藻类提取，通过发酵提炼出的 DHA，完全不介入海洋环境，不经过食物链传递，因此不含任何色素，不含重金属等污染。

但藻油 DHA 产品虽然 DHA 的纯度高，但几乎不含有 EPA。所以，选择海藻提取类 DHA 产品，还需要注意 EPA 的额外补充。同时，购买藻油时，可以选择 DHA 含量适中的产品，含量过低可能会影响补充效果，过高可能会使胎宝宝免疫力降低，能够满足每天 200~300 毫克 DHA 的补充量即可。

鱼油 DHA

鱼油 DHA 是从鱼类脂肪中获取的，不仅含有丰富的 DHA，还有一定含量的 EPA。鱼油 DHA 需要经过食物链的传递，存在鱼类成长过程中体内富集汞等重金属污染的问题。选择鱼油 DHA 的时候，需要注意 DHA 和 EPA 的比例，通常是 4∶1，或 5∶1，EPA 在其中的含量不要占比过高。

孕期营养与健康

不管是选择藻油 DHA，还是鱼油 DHA，都要选择有保障、值得信赖的产品。如果是国产品牌，认准有保健品“蓝帽子”标识的产品。如果是进口产品，需要有相关的产品证书保障，最好在熟悉情况的医生指导下选择和使用。

补DHA食谱推荐

鱼片炖豆腐

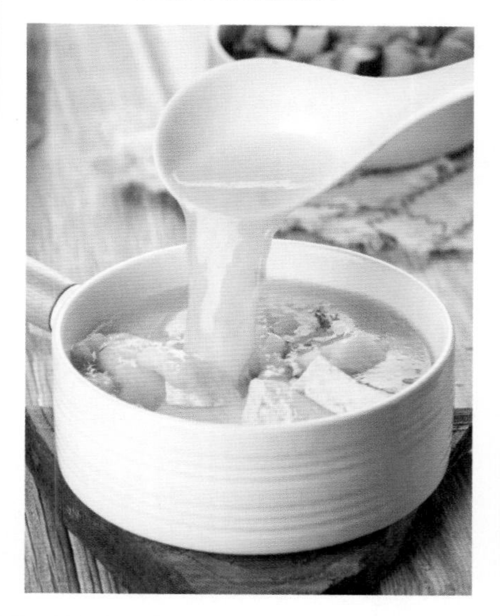

原料： 鱼片 200 克，豆腐 100 克，姜丝、葱花、盐、料酒、油各适量。

做法：

1. 鱼片洗净，切小片，加入料酒腌制 20 分钟；豆腐洗净，切块。
2. 油锅烧热，放入姜丝、葱花爆香，放入腌好的鱼片，煎至两面金黄。
3. 放入豆腐和清水，大火烧开后转小火炖煮 15 分钟，加盐调味即可。

清蒸鲈鱼

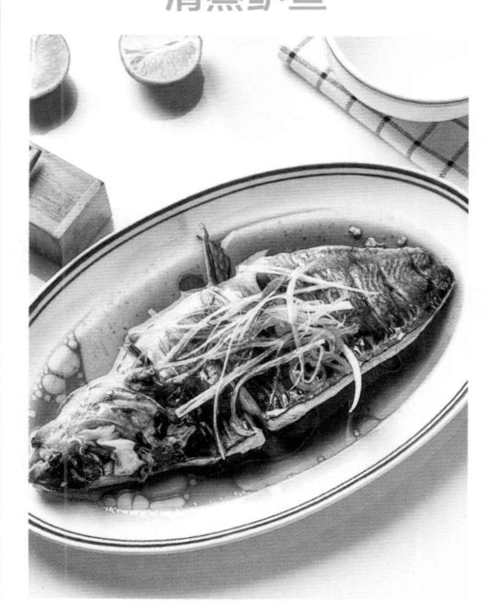

原料： 新鲜鲈鱼 1 条，姜丝、葱丝、料酒、盐、油各适量。

做法：

1. 鲈鱼处理干净，两面分别划几刀。
2. 用盐抹一遍鱼身，取部分葱丝、姜丝放在鱼身上，淋入 1 勺料酒。
3. 蒸锅烧开水后，将鱼放入，大火蒸熟，关火。倒掉蒸出的汁水。将剩余葱丝和姜丝放在鱼身上。
4. 取锅，热油，油热后浇在鱼身上。

补好铁，不贫血

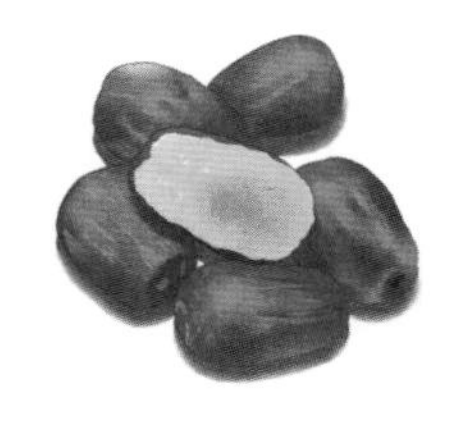

根据中华医学会围产医学分会统计：超过一半的女性，怀孕前就已经处于亚临床缺铁的状态，也就是说，她们处在缺铁的边缘，或者已经轻度缺铁了。缺铁是孕期贫血最常见的原因，妊娠期 95% 的贫血都是缺铁性贫血。

什么是缺铁性贫血

缺铁性贫血简称缺铁贫，是一种血液疾病。我们都知道身体里有红细胞，而红细胞里又含有血红蛋白，血红蛋白负责携带氧气，运往全身。红细胞需要铁来构成，并使血红蛋白维持在正常水平。当体内的铁缺乏到一定量后，就会导致贫血的发生。

孕期缺铁性贫血的原因

怀孕前，健康女性每千克体重体内含铁量 35~40 毫克。比如，体重 55 千克的女性，她体内的总含铁量应该在 2000 毫克左右，相当于 10 粒黄豆的重量。

怀孕后，一方面，胎宝宝逐渐建立自己的血液循环系统，需要母体提供更多的铁；另一方面，到了孕中、晚期，母体自身也需要储备一部分血液，用来应对生产时或多或少的失血情况。胎宝宝和母体的需求相加，加之整个孕期，孕妈妈的血容量总体会增加 40%~45%，相对要增加 1000 毫克的铁。如果不及时补铁，很容易就缺铁了，甚至出现缺铁性贫血的症状。

孕期贫血的症状

孕期出现以下症状，就需要特别警惕。

如果孕妈妈经常脸色发白、容易疲劳，爱发怒、注意力下降，走几步就容易累，像怀孕前跑了几百米一样大喘气，那就需要考虑是不是贫血了。

如果孕妈妈出现了头晕、心慌、气短，再或者头痛、眩晕，甚至会眼前一黑，要考虑是否为重度贫血。

宋医生说营养——关于缺铁

在产检时，有些孕妈妈拿到自己的化验单，看到血红蛋白在正常范围，化验单上“红细胞计数”“红细胞压积”也没有出现一个一个向下的小箭头。这说明还没有严重到贫血的程度。但是也要警惕，不能排除已经出现缺铁问题了。特别是一些存在缺铁高危因素的孕妈妈，比如之前就有过贫血的，怀孕两次以上的，一年内追生二胎的，或是素食主义者，在孕期都更要注意补铁。

教你检测缺铁性贫血

引起贫血的原因有很多，比如缺乏叶酸或缺乏维生素 B_{12} 导致的巨幼细胞贫血，失血导致的失血性贫血等。那么，如何判断是缺铁性贫血呢?

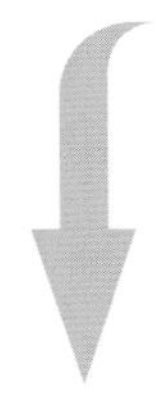

血常规检查血红蛋白

检测血红蛋白可以对贫血进行一个初步筛查。血红蛋白具有很强的铁储存能力，不受近期铁摄入的影响，能够比较准确地反映身体内铁元素的储存情况，是评估铁缺乏的有效指标。如果血红蛋白低于 110 克 / 升，就说明妊娠期贫血了。

生化检查血清铁

我们可以再测一下血清铁的数值。血清铁是转化成血红蛋白的重要物质，有些人血红蛋白虽然还在正常值范围内，但是血清铁已经低于正常值，说明现在体内铁储备不够了，也需要补铁。因为，血清铁转化成血红蛋白至少需要两周的时间。

当母体内血清铁蛋白浓度小于 30 微克 / 升时，说明孕妈妈正处于铁耗尽的早期状态；当血清铁蛋白浓度小于 20 微克 / 升时，说明已经处于铁缺乏状态。

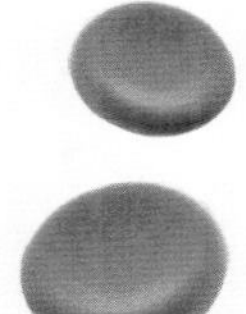

孕期铁需求量

中国营养学会推荐，健康孕妈妈铁的推荐摄入量为 20 毫克 / 天，最大摄入量为 42 毫克 / 天。整个孕期铁的需求量为 1000 毫克，并不用平均分配在孕期的每一天，应该随着妊娠的进展逐步增加，孕中、晚期的补充量要更多一些。比如孕早期 20 毫克 / 天，孕中期 24 毫克 / 天，孕晚期 29 毫克 / 天。

吃含有造血物质的食物

孕妈妈出现贫血，要及时通过膳食调整或使用补充剂，改善症状。造血的物质指的是制造红细胞的物质，主要有蛋白质、铁、维生素 B_{12}、维生素 B_6、叶酸等，孕妈妈要多吃含有造血物质的食物。

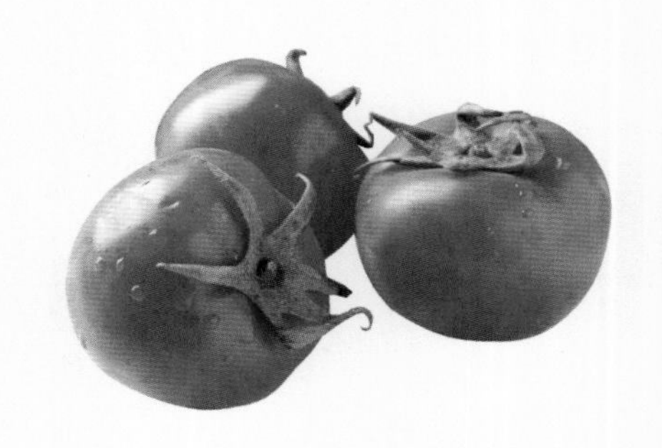

造血原料	作用	食物来源
铁	铁是红细胞中血红蛋白的主要成分	动物肝脏、动物血、禽肉、鱼类、海带、木耳、口蘑等
维生素 C	维生素 C 能促进食物中铁的吸收	柑橘、橙子、猕猴桃、绿叶蔬菜、番茄、菜花等
叶酸	叶酸对于蛋白质的生物合成有重要影响。如果供量不足，就会出现巨红细胞贫血	动物肝脏、豆类、蛋类、水果及绿叶蔬菜
维生素 B_{12}	维生素 B_{12} 缺乏会造成疲劳、神志不清等典型贫血症状	肉类、鱼、蛋类、乳制品
蛋白质	红细胞的主要成分是血红蛋白，而血红蛋白主要由蛋白质组成，所以蛋白质是造血的主要原料	鸡蛋、鱼虾、奶制品、豆制品、禽肉

食物补充铁元素

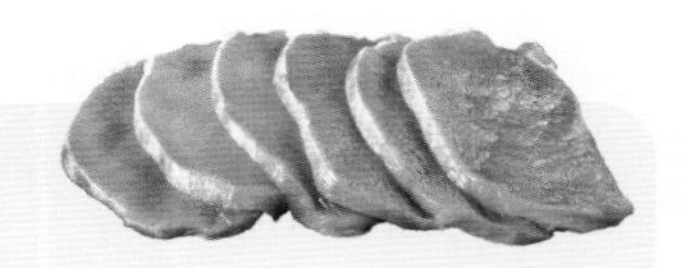

食物是获取铁元素的首选来源

食物补铁分为植物性食物和动物性食物两类。植物性食物铁的吸收率约为 2%，补铁的效果甚微。相比而言，动物肝脏、动物血制品、红肉等动物性食物，铁的吸收率可以达到 20% 左右，比植物性食物高出近 10 倍。

孕早期，可以每天食用 50 克的红肉，差不多一个鸡蛋的重量；每周再吃一两次动物肝脏或者血制品。孕中、晚期，每天比孕早期多食用 20~50 克红肉，每周增加 20~30 克动物肝脏，就可以满足孕期对铁的摄入需求。

维生素 C 可以促进铁元素的吸收

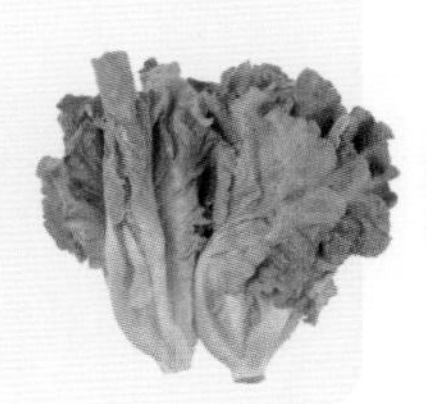

孕期补铁的同时，适量多吃些猕猴桃、绿色蔬菜等富含维生素 C 的食物，以促进铁的吸收。相反，奶制品、豆类、咖啡、茶等会抑制铁的吸收，应当与富铁食物间隔 1~2 个小时食用。

常见食物中铁的含量

（单位：毫克 /100 克可食部）

食物	铁含量
木耳（干）	97.4
紫菜（干）	54.9
黄蘑（干）	22.5
鸭血	30.5
蛏子	33.6
河蚌	26.6
鸡血	25.0
鸭肝	23.1

食物	铁含量
猪肝	23.2
牛肉干	15.6
鸡肝	12.0
蛤蜊（代表值）	10.9
葡萄干	9.1
猪血	8.7
蒜薹（圆）	4.2
油菜	0.9

食物	铁含量
鸡毛菜	2.1
豌豆尖	5.1
羊肉（里脊）	2.8
桂圆肉	3.9
猪肉（里脊）	1.5
菠菜（鲜）	2.9
白菜薹（菜薹，菜心）	2.8
莲子（干）	3.6

注：数据来自《中国食物成分表》标准版第 6 版（2018）

使用口服铁剂要点

孕妈妈出现缺铁或缺铁性贫血可以适量补充口服铁剂，服用时必须要在临床医生的指导下选择和使用，不要自行决定。

服用铁剂补铁

轻、中度缺铁性贫血的治疗，主要依靠口服铁剂，同时，注意改善饮食结构，增加摄入含铁丰富的食物。治疗 2 周后，需要医生评估治疗效果，按照医嘱调整或者继续补充铁剂。一般经过口服铁剂治疗，血色素恢复正常后，孕妈妈仍要坚持口服铁剂 3~6 个月或者至产后 3 个月。

服用时间

建议口服铁剂在饭前 1 小时服用，可以搭配维生素 C，以促进铁的吸收。此外，口服铁剂时，不要与其他药物同时服用，避免相互影响。

不良反应

有些孕妈妈服用铁剂后，可能会出现恶心、呕吐、便秘、腹泻等胃肠道不适症状。出现这些症状时，孕妈妈不必过度紧张，可以先从小剂量的铁剂开始补充，隔两三天再逐渐增加口服铁剂的补充量，直到达到医生指导的治疗剂量，或者选用其他种类的铁剂。

孕期营养与健康

如果孕妈妈没有达到临床缺铁或者缺铁性贫血的程度，不推荐额外使用铁剂。这时候，食物补铁是首选。如果孕妈妈需要使用铁剂，无论是口服，还是注射铁剂，用哪种铁剂、用多少、怎么用，都要在医生的指导下使用，避免补铁过量。

补铁食谱推荐

木耳炒鸡蛋

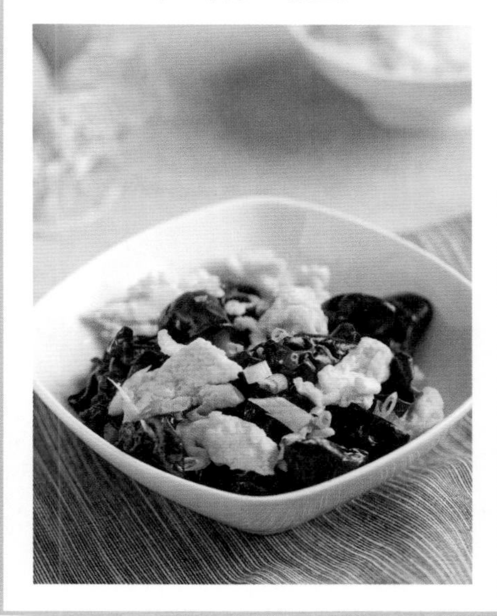

原料：干木耳 10 克，鸡蛋 2 个，盐、油各适量。

做法：

1. 木耳泡发、洗净，撕成小朵；鸡蛋打散，放一点盐，打成蛋液。
2. 锅中放油烧热后，把鸡蛋液倒入，快速翻炒成块，盛出。
3. 锅中留底油，倒入木耳炒至断生，将鸡蛋块倒入，一起炒匀，出锅前加盐调味即可。

紫菜包饭

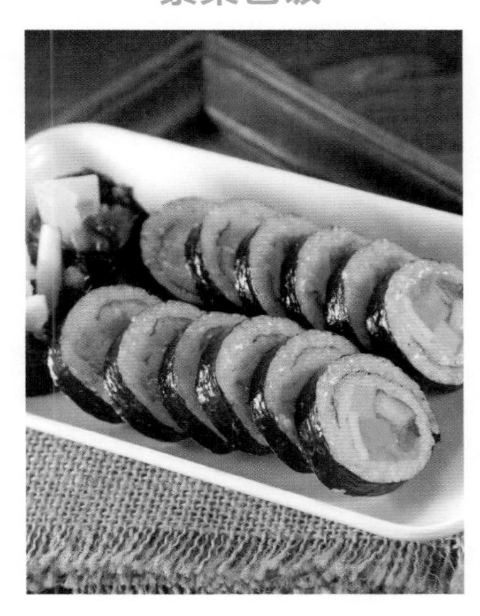

原料：米饭 200 克，火腿 50 克，鸡蛋 2 个，胡萝卜、黄瓜各 100 克，紫菜、醋、白芝麻、盐各适量。

做法：

1. 米饭中放盐、白芝麻和醋，搅匀。
2. 鸡蛋打散，煎成蛋皮，切条；火腿切丝；胡萝卜、黄瓜去皮切条。
3. 将米饭铺在紫菜上，米饭中加入火腿丝、鸡蛋皮、胡萝卜条、黄瓜条，用紫菜卷起，切成段即可。

补钙很重要，食补、剂补都需要

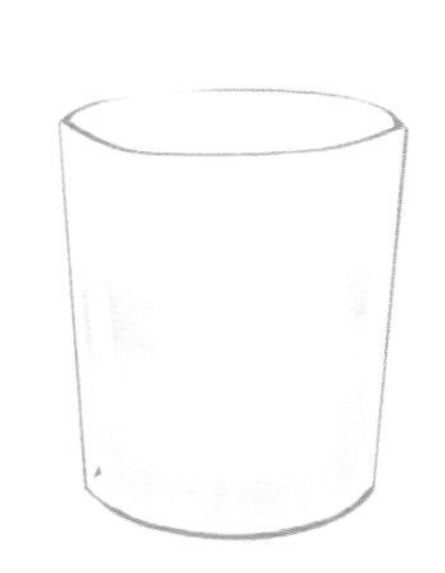

钙元素是胎宝宝骨骼的主要组成物质，随着孕中、晚期胎宝宝生长加速、骨骼形成，需要大量的钙。孕期补钙能够降低孕妈妈发生妊娠高血压综合征的风险。怀孕后与怀孕前相比，对钙的吸收率大大增加。

孕期钙元素需求量

胎宝宝对钙的需求量

孕早期，胎宝宝仅有少量钙沉积下来，每天平均累积 7 毫克左右的钙；进入孕中、晚期后，胎宝宝体内钙含量会快速提升到胎宝宝体重的 0.5%，每天平均累积约 110 毫克钙和 350 毫克钙，是孕早期的 15~50 倍。到分娩前，胎宝宝体内钙的含量会占到体重的 1%，即 25~35 克钙，相当于半个鸡蛋的重量。这些钙元素，都需要母体提供给胎宝宝。

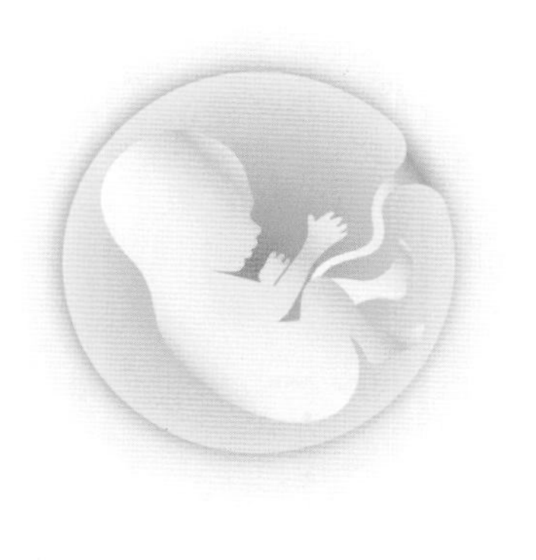

孕妈妈对钙的需求量

除了胎宝宝对钙的需求，孕妈妈自身也要维持钙代谢平衡，每天需要 300 毫克钙，加上食物中钙的吸收率占 30% 左右，因此中国营养学会推荐孕妈妈每天钙的推荐摄入量为 800 毫克，最大摄入量为每天 2000 毫克。孕中、晚期推荐摄入量增加至每天 1000 毫克。为了满足母体钙的摄取，食物性来源和补充钙剂都很重要。

缺钙的症状

钙主要影响骨骼的发育和结构，体内钙不足表现为手足抽搐和骨质疏松症。如果孕妈妈出现了以下症状，需要警惕是否缺钙了。

1. 下肢肌肉痉挛，俗称抽筋，而且多发生在夜间。

2. 牙齿有些松动，也是缺钙的征兆。

3. 骨质疏松、韧带关节松弛等。

血钙浓度正常也可能缺钙

在临床上，对于孕期缺钙的判断，并没有特别明确的医学指标。母体缺钙时会将自身骨骼中的储备钙转移到血液中，以维持胎宝宝发育所需的血钙浓度。所以，即便检查结果显示血钙浓度正常，也不能排除孕妈妈缺钙的可能。因此，我们建议所有孕妈妈需要从孕中期开始，坚持补钙。

缺钙首先影响孕妈妈健康

钙离子通过主动转运的方式，经过胎盘从母体源源不断地输送给胎宝宝。在这个过程中，无论孕妈妈体内的钙是否充足，都会优先满足胎宝宝对钙的需求。也就是说，孕期钙的摄入量不足，首先会影响母体健康。

如果孕期钙的摄入量不足，会造成孕妈妈出现骨质疏松、肌肉痉挛等，甚至导致子痫前期等严重并发症。同时，由于钙是重要的凝血因子之一，较低的血钙浓度，还容易加大分娩时的血液流失，增加失血风险。

孕期营养与健康

孕期和哺乳期是女性一生中对钙需求量最多的时期。孕妈妈整个孕期都需要注意对钙的补充，除日常饮食外，从孕中期开始，还要每天额外补充 600 毫克的口服钙剂。

食物补钙是关键

孕妈妈通常在孕中期以后补钙，孕早期可通过饮食摄入满足身体所需的钙。孕中期以后除饮食补钙之外还需补充钙片。日常饮食中，含钙量较高的食物主要有两类。

奶类和奶制品

牛奶、酸奶、奶酪等都含有丰富的钙元素，同时还含有较高的蛋白质，补钙的同时，丰富的蛋白质还能够提高胃肠道对钙的吸收效率。建议孕妈妈怀孕后，如果没有牛奶过敏或者乳糖不耐受等问题，可以每天食用250~500毫升牛奶，即能获得200~500毫克的钙，或者每天2杯200毫升的牛奶，2杯200毫升的酸奶，交替食用，口感更丰富。

饮用酸奶时，注意选择含糖量低的酸奶，或者低脂酸奶。注意不要混淆酸奶和乳酸菌饮品，乳酸菌饮品不能替代奶制品作为食物补钙的来源。

豆类和豆制品

豆干、豆腐等豆制品含钙量较高。挑选豆腐时，越有韧劲的豆腐含钙量越高，含水量多、细嫩的豆腐，含钙量相对会低一些。

此外，芝麻、虾皮、海带、坚果等，也是补钙的可选食材。孕妈妈可以用用豆腐、虾皮和海带熬制海带豆腐汤，既能补钙，又口味鲜美。

需要注意，补钙的食物最好避免与菠菜、芹菜、香菜等含草酸的食物一起同吃。草酸容易降低身体对钙的吸收。在加工含草酸的食物时，先用开水焯一下，比如把菠菜放在开水中焯1分钟，可以去掉大概80%的草酸。

骨头汤补钙效果甚微

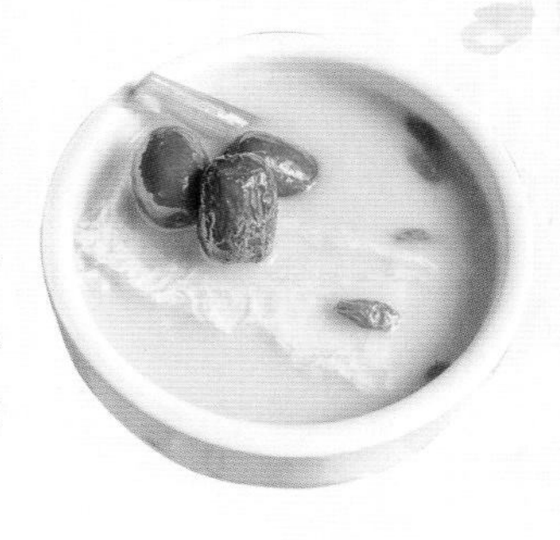

喝骨头汤补钙是一种误识。被追捧的骨头汤，其实补钙效果很有限。骨头汤跟牛奶相比，补钙效果差距是非常大的，这是因为骨头里的钙是以磷酸盐的形式存在的，几乎不能溶解在汤里。高压锅里熬制了 2 个小时的骨头汤变得浓白，其中并不是富含钙，而是脂肪。因此，喝骨头汤补钙并不是理想的选择。

常见食物中钙的含量

（单位：毫克 /100 克可食部）

食物	钙含量
裙带菜（干）	947
低脂奶酪	522
硬质干酪	731
豆腐干（代表值）	447
脱脂甜炼乳	330

食物	钙含量
豆腐皮	239
海带菜（鲜）	201
酸奶（调味）	160
黄豆	123
南豆腐	113

食物	钙含量
北豆腐	105
纯牛奶（代表值，全脂）	107
酸奶（果粒）	61
腐竹	284
鸡蛋（煮）	35

注：数据来自《中国食物成分表》标准版第 6 版（2018）

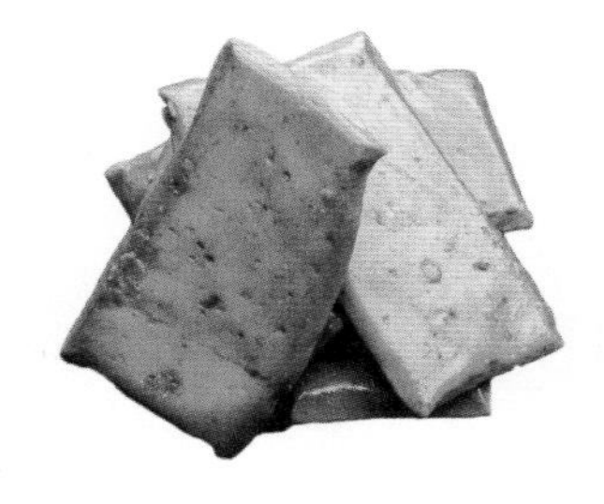

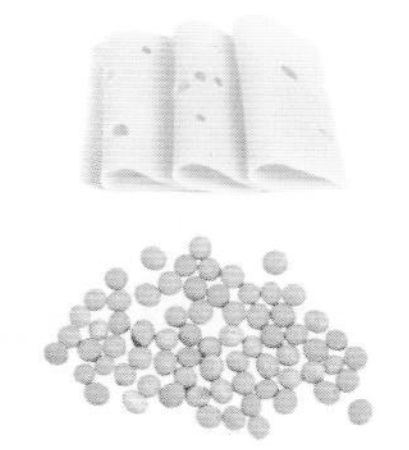

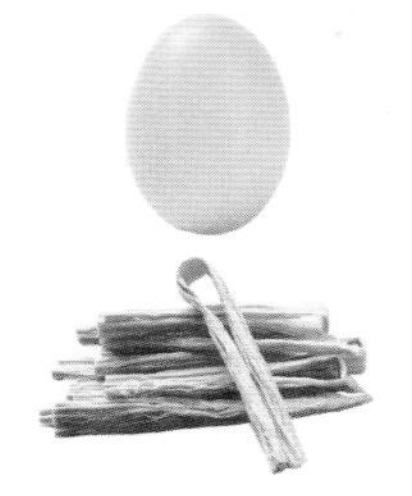

口服钙剂的选择

孕 14 周后，钙的需求量增加，孕妈妈单从食物中获取可能不够，需要考虑服用口服钙剂。钙剂种类繁多，口味和剂型也不完全相同，孕妈妈要根据自己的情况选择。

不同种类的钙剂

临床上常用的钙剂多是碳酸钙 D_3 制剂，这类钙剂含钙量高，约为 40%，而且吸收效果较好，和牛奶的吸收效果差不多。由于碳酸钙需要在胃酸的帮助下才能分解，因此，钙剂和饭食同时服用，更有利于钙的吸收。

除此之外，还有醋酸钙、柠檬酸钙、磷酸氢钙。在这些钙中，含钙量是不一样的：碳酸钙含钙量最高（40%）>醋酸钙（25.34%）>乳酸钙（13%）>葡萄糖酸钙（9.3%）>柠檬酸钙（8%）。

每种钙都有它相应适合的人群。孕妈妈可以根据自己的喜好挑选不同种类的钙剂，也可咨询专业医生后选择。

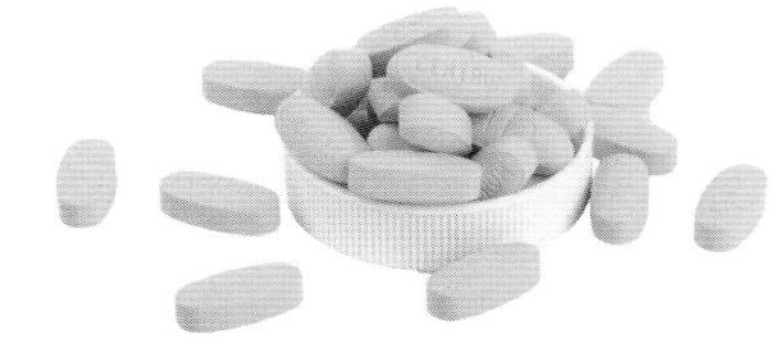

补钙不良反应

有的孕妈妈补钙时，可能会出现便秘的现象。建议选择不同剂型的钙剂交替服用，在一定程度上可以减少便秘的发生。

宋医生说营养——关于补钙

从钙剂的用量看，孕中期后，每天最少要保证补充 600 毫克的口服钙剂。由于胃肠道对钙的吸收受到血钙浓度的影响，所以最好能分次补充，单次钙的补充剂量不要超过 300 毫克，在 100~300 毫克比较合适，每天分成两或三次摄入。

除此之外，维生素 D 能够促进小肠对钙的吸收，补钙的同时补充维生素 D，会有事半功倍的效果。孕妈妈可以选择含钙和维生素 D 的复合配方，也可以单独选择服用鱼肝油或者维生素 D_3 制剂。另外，适当晒晒太阳，可以促进自身维生素 D 的合成。

补钙的同时可能影响铁和锌等元素的吸收，在补充这些元素时，最好与补钙时间错开 2 个小时。

补钙食谱推荐

牛奶鸡蛋羹

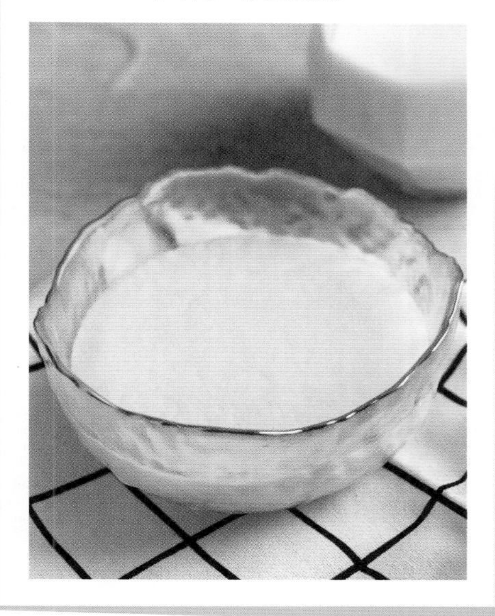

原料：牛奶 250 克，鸡蛋 2 个，白糖适量。

做法：

1. 将鸡蛋打入碗中，加适量白糖，拌匀后过筛。
2. 鸡蛋液中倒入牛奶，搅拌均匀后再次过筛。
3. 鸡蛋牛奶液放入蒸锅蒸 15 分钟，蒸熟即可。

豆腐海带汤

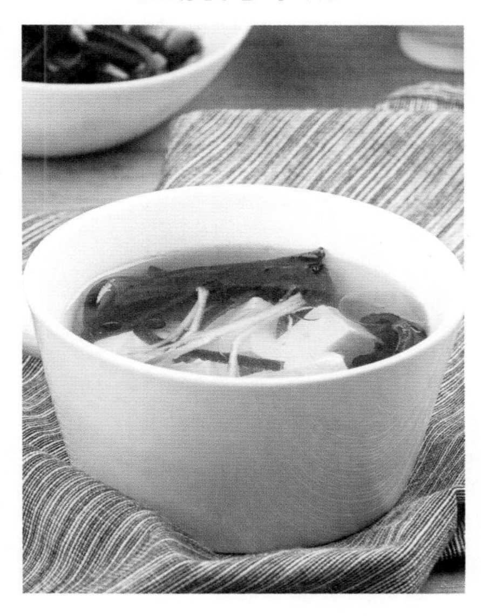

原料：海带 100 克，豆腐 200 克，葱丝、姜末、盐、香油各适量。

做法：

1. 海带用温水泡发，洗净切片；豆腐洗净，切大块。
2. 油锅烧热，放入葱丝、姜末后煸香，放入海带、豆腐翻炒，加清水烧开，加适量盐调味，改为小火续煮，出锅前加香油即可。

易缺乏的矿物质：碘、锌

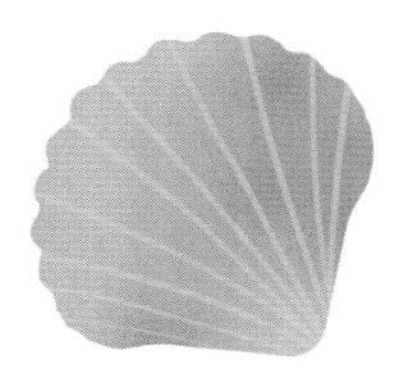

孕期碘的推荐摄入量比非孕时增加近 1 倍，孕妈妈在妊娠晚期所需的锌也比非孕时增加了近 1 倍。这两种矿物质对母婴健康都十分重要。

不可缺少的碘

碘对孕妈妈和胎宝宝都极为重要。孕妈妈缺乏碘，会减少体内甲状腺激素合成，导致甲状腺功能减退，使孕妈妈身体代谢率降低，不能足量提供胎宝宝所需要的营养素。孕妈妈缺碘也会使胎宝宝甲状腺功能低下，引起胎宝宝胎内生长发育迟缓。

《中国居民膳食指南(2022)》建议孕妈妈每日摄入碘 200~250 微克。孕妈妈每天食用碘盐，如果以 5 克来计算，可补充 100 微克的碘，此外还需要进食富碘的食物。建议孕妈妈每周摄入一两次海产品。比如海带、紫菜、裙带菜、贝类、海鱼等。

促进胎宝宝发育的锌

锌是人体中不可缺少的微量元素，重度锌缺乏会导致胎宝宝生长受限。妊娠期补锌可以使早产发生率降低。在人生不同阶段，锌的摄入需求会有所不同，推荐孕妈妈每天摄入锌 9.5 毫克，母乳期的妈妈则需要 12 毫克 / 天。一般药物的说明书会直接告诉我们含有多少锌，可简单计算含“锌”量。硫酸锌、葡萄糖酸锌是常见的补锌药物，硫酸锌含锌 45%，葡萄糖酸锌 14.35%。人体的微量元素都有自己固定的比例，不是补充越多越好。孕妈妈应明确自己营养需求，再选择是否补充。

补碘、补锌食谱推荐

莴笋干贝汤

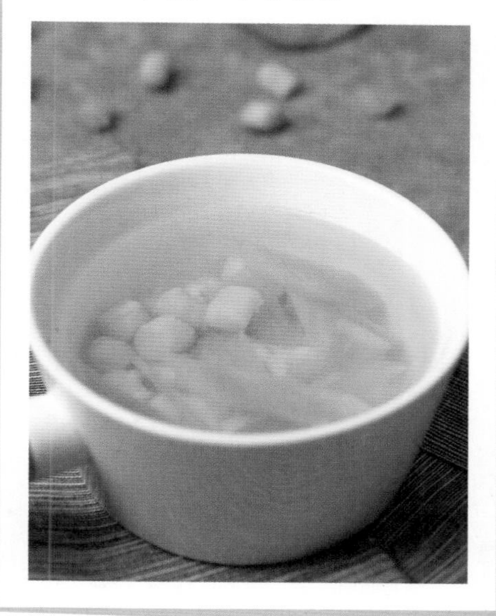

原料：莴笋 100 克，干贝 10 克，姜片、葱段、盐、油各适量。

做法：

1. 莴笋洗净，去皮，切段；莴笋叶洗净，切段；干贝泡发。
2. 锅内油烧热，放姜片和葱段稍煸，炒出香味，放入莴笋段，大火炒至断生。
3. 放入莴笋叶和干贝，加适量水，大火煮至熟透。
4. 出锅前加盐调味即可。

蒜蓉生蚝

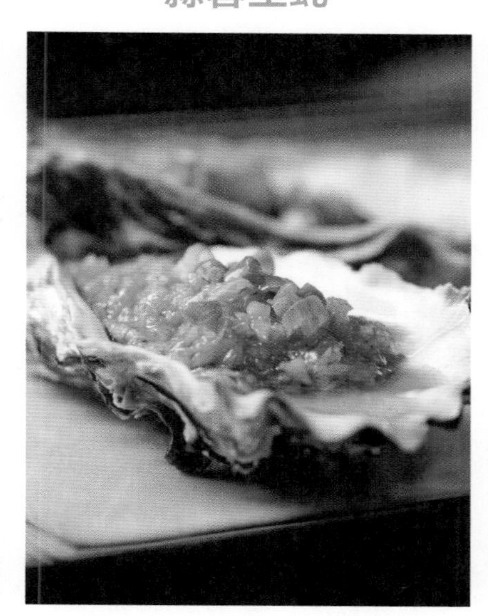

原料：生蚝 10 只，蒜蓉、香葱末、盐、油各适量。

做法：

1. 烤盘内铺上锡纸，摆上清洗干净的生蚝。
2. 将蒜蓉和盐撒在生蚝上。
3. 烤箱预热至 200℃，将烤盘放入，烤制 15~20 分钟。撒上香葱末即可。

蛋白质：生命的基础物质

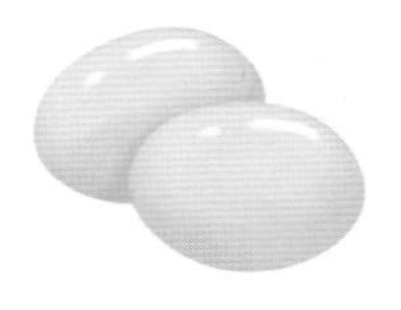

蛋白质是维持孕妈妈正常生理功能不可缺少的重要物质，也是构成胎宝宝重要器官和组织的基本营养素。孕妈妈对蛋白质的需求增加，要注意多摄入高蛋白质的食物。

孕妈妈体内蛋白质储备量

整个妊娠期，孕妈妈的身体变化和胎宝宝的生长发育约需 900 克蛋白质，其中包括足月胎宝宝体内含蛋白质 400~500 克，加上胎盘及母体一些有关组织增长需求。

孕妈妈体内蛋白质储备量（克）

分类＼孕周	孕 10 周	孕 20 周	孕 30 周	孕 40 周
胎宝宝	0.3	27	160	435
胎盘	2	16	60	100
羊水	0	0.5	2	3
子宫	23	100	139	154
乳房	9	36	72	81
血液	0	30	102	137
总计	35	210	535	910

孕期蛋白质摄入量

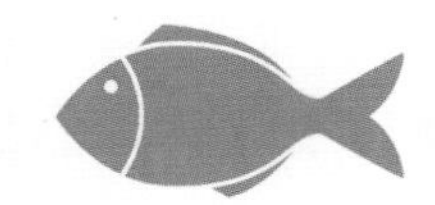

孕早期：孕妈妈每天应摄入 60~70 克蛋白质。

孕中期：孕妈妈需要在孕早期的基础上每天增加 15 克蛋白质的摄入。首选的动物性食物为鱼类，每周至少吃 1 次鱼，还应每天吃 1 个鸡蛋。

孕晚期：孕妈妈每日应再增加优质蛋白质 20 克。

胎宝宝需要所有种类的氨基酸

人体总共有 20 种氨基酸，在组成蛋白质的所有氨基酸中，有 8 种是必需的，另外 12 种叫作非必需氨基酸。非必需氨基酸是当身体需要其中某一类时，只要具备一种，就可以自行合成其他 11 种的氨基酸。

身体利用饮食中摄入的氨基酸，可以产生 5 万多种不同的蛋白质。这些蛋白质是构成皮肤、指甲、细胞膜、结缔组织等的重要组成成分。由于胎宝宝早期肝脏尚未发育成熟，缺乏合成氨基酸的酶，因此，所有种类的氨基酸对胎宝宝来说都是必需氨基酸，都需要母体提供。

宋医生说营养——蛋白质

有一类食物既含有人体必需氨基酸，又含有非必需氨基酸，它们被称为“完全蛋白质”，例如牛奶、鸡蛋、鱼类等。这些食物就是我们理想的补充蛋白质的食物。

除了完全蛋白质类食物，我们仍然可以通过吃各种不同的食物，包括谷类、豆类、坚果等，来获得所有需要的氨基酸。

补充蛋白质要适量

摄取过少

孕妈妈缺乏蛋白质会影响胎宝宝发育。母体的蛋白质进入胎宝宝体内，促进胎宝宝在不同阶段器官的形成、脑部的发育、肌肉的生长、骨骼的长成等。如果孕妈妈本身蛋白质摄取量不足，将无法供给足够的营养，影响胎宝宝的成长速度。

摄取过多

人体每天所需的热量有 15% 来自蛋白质。蛋白质摄入量过多，容易造成孕妈妈体重过重，而且对胃肠造成一定的负担，影响肠道的消化功能，造成便秘，也会使胎宝宝生长过快。尤其是孕晚期，孕妈妈体内营养过剩，容易导致巨大儿，增加分娩难度。

常见食物中蛋白质含量

蛋白质分植物蛋白和动物蛋白，植物蛋白中，五谷类食物含量为10%左右，豆类特别是大豆含量高达36%~40%。动物蛋白中，蛋类含11%~14%，肉类根据肥瘦不同有差异，一般在15%~22%，奶类含3%~4%。肉、蛋、奶、豆制品是优质蛋白质的主要来源。

肉蛋类

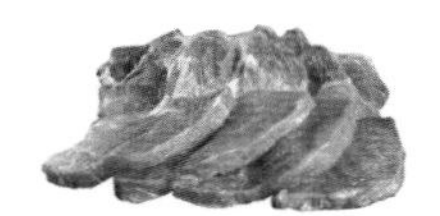

食物	蛋白质含量（克/100克可食部）
鸡胸脯肉	24.6
乌骨鸡	22.3
羊肉（代表值）	18.5
猪肉（代表值）	15.1
牛肉（代表值）	20.0
驴肉（瘦）	21. 5
鸡蛋（代表值）	13.1

海鲜类

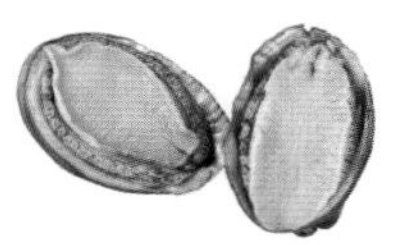

食物	蛋白质含量（克/100克可食部）
草鱼	16.6
鲫鱼	17.1
泥鳅	17.9
河虾	16.4

豆类

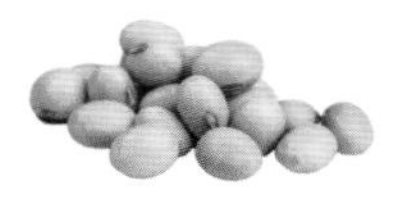

食物	蛋白质含量（克/100克可食部）
豆腐皮	51.6
腐竹	44.6
黑豆（干/黑大豆）	36.0
黄豆	33.1
青豆（干/青大豆）	34.5
黄豆粉	32.7
千张（百页）	24.5
豆腐丝	21.5

坚果

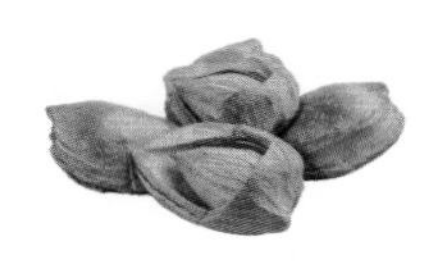

食物	蛋白质含量（克/100克可食部）
松子（炒）	14.1
榛子（干）	20.0
葵花子（炒，咸）	22.6
杏仁	22.5
莲子（干）	17.2

蔬菜类

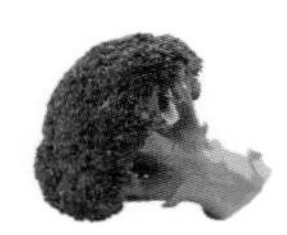

食物	蛋白质含量（克/100克可食部）
蚕豆（鲜）	8.8
毛豆（鲜）	13.1
豌豆（带荚，鲜）	7.4
大蒜（白皮，鲜）	4.5
西蓝花	3.5
冬笋（鲜）	4.1

注：数据来自《中国食物成分表》标准版第6版（2018）

补蛋白质食谱推荐

红枣乌鸡汤

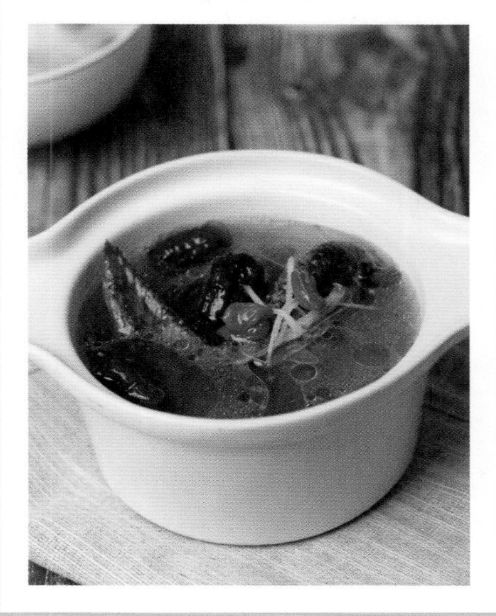

原料：乌鸡 1 只，红枣、枸杞子、葱段、姜丝、盐各适量。

做法：

1. 乌鸡收拾干净，切成块。
2. 锅内放入乌鸡块、红枣、枸杞子、葱段、姜丝，加入适量清水，大火煮沸后转小火，煮 1 小时。
3. 出锅前加入盐调味即可。

黑豆豆浆

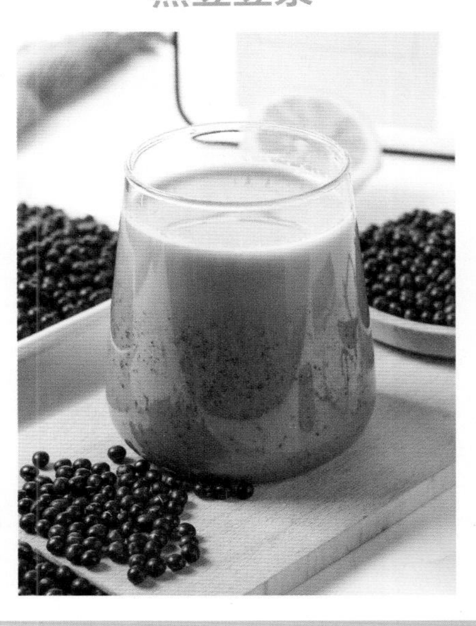

原料：

黑豆、黄豆各 10 克，白糖适量。

做法：

1. 黑豆、黄豆洗净，放入豆浆机中，加适量水到水位线。
2. 磨成豆浆。
3. 可根据个人口味加适量白糖。

水也是重要的营养素

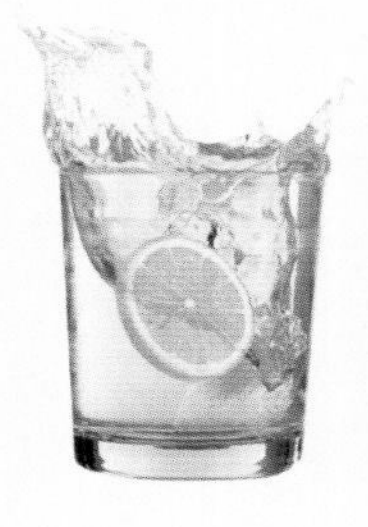

水在人体中占 60%~70%，补充水分对孕妈妈的重要性更是不言而喻。水不仅是重要的营养素，而且人体内的所有矿物质和各种有机化合物，各种酶和激素都需要水来溶解从而发挥作用。

孕妈妈要每天充足饮水

怀孕后，孕妈妈体内的血流量增加，新陈代谢加快，需要补充水分以供循环和消化的需要。孕妈妈每天至少饮 1200~1600 毫升水，其中不包括进餐时摄入的汤等。

随着怀孕月龄的增加，羊水也不断增多。胎宝宝在子宫内被羊水包围，羊水过少会对胎宝宝造成很大的影响，而羊水的主要成分就是水。孕期适当多喝水，有助于维持子宫内羊水量的平衡。需要注意的是，孕期羊水过少是较为常见的并发症，口服补液或者输液并不能有效提升羊水量，具体治疗应遵从医嘱。

孕妈妈一定要养成主动喝水的习惯，不要感觉口渴、口干时再喝水，因为你感觉口渴的时候，就说明你的身体已经缺水了。

宋医生说营养——喝水有窍门

人体的肾脏排水能力有限，如果一次摄水量过大，血液中的钠离子被稀释到一定程度，容易水中毒。水可以分时间段喝，每次 200 毫升左右，不要在短时间内大量喝水。

有浮肿的孕妈妈，白天要喝足量水，晚上少喝水。

进餐前喝水，餐后不宜立即喝水，否则会冲淡消化液，造成消化不良。

运动后及时补充适量的水和电解质。孕妈妈在喝水时可以适当加入一些橘子汁或橙汁，补充电解质。

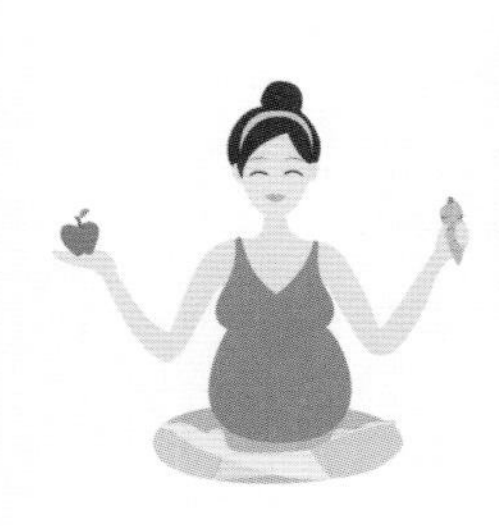

成功妊娠的基础：合理摄取能量

孕妈妈既要维持自身的能量需要，还要为胎宝宝的生长发育、胎盘和母体组织增长提供能量，因而，需要的总能量增加。

孕期能量需求

怀孕初期，孕妈妈的基本代谢与平时相似，所需能量也相同。但到了怀孕中、晚期，孕妈妈的基础代谢率比正常人增加10%~12%，即孕中期每天需要增加300千卡能量；孕晚期，每天需要增加450千卡能量。要注意，分娩前2个月，孕妈妈如果能量摄入过多，导致体重过多增长，容易使胎宝宝长得过大，影响顺利分娩。为避免体重增长过快，孕妈妈要注意监测和控制孕期每周体重的变化。

能量的表示与换算

能量单位一般以千卡（kcal）和焦（J）表示，1千卡指1千克的水在常温下升高1℃时所需的能量；1焦指1牛的力将物体移动1米所需的能量，两者的换算公式为：

1千卡=4.184千焦

1千焦=0.239千卡

能量来源与产能比

根据国人的膳食结构，糖类摄入量往往在总热量中占比高。妊娠期间糖类摄入量占膳食总量的55%~65%为宜，这样可以保证蛋白质和其他营养物质的摄入。蛋白质摄入量应占总热量的15%。除烹调用的油脂外，不建议过多食用高油脂类食物。

能量来源	产能系数（千卡）	占总能量百分比（%）
碳水化合物	4	55~65
脂肪	9	20~30
蛋白质	4	10~15

孕期均衡膳食指导

均衡膳食指膳食中所含的营养素种类齐全，数量充足，比例适当。谷薯类、蔬菜水果、菌藻类、鱼禽肉蛋类和奶类、大豆及坚果类、油脂和糖类都要摄入。每类食物的摄入要达到一定的数量，同类食物要经常变换品种摄入。

宋医生说营养——孕期营养误区

传统的“一人吃两人的饭”进食，从营养学来讲，是另一种营养不良。孕妈妈虽然吃得很多，但是摄入的营养不均衡，容易摄入过多的主食和肉类，使身体里糖分、脂肪过剩，而维生素、微量元素等摄取不够，所以营养过剩的同时又属于营养不良。我建议孕妈妈参照“食物金字塔”的指导健康进食。

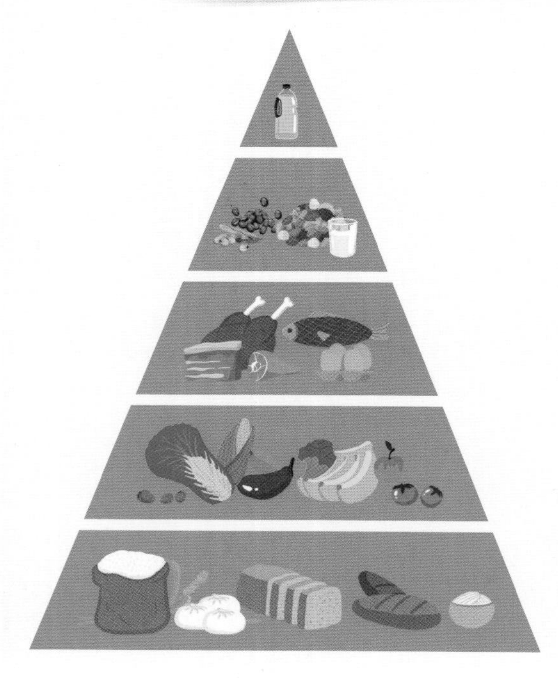

食物金字塔

	孕中期	孕晚期
加碘食盐	5 克	5 克
油	25 克	25 克
奶类	300~500 克	300~500 克
大豆 / 坚果	20 克 /10 克	20 克 /10 克
鱼禽蛋肉类	150~200 克	175~225 克
蔬菜类	400~500 克 每周至少一次海藻类蔬菜	400~500 克
水果类	200~300 克	200~350 克
粮谷类	200~250 克	225~275 克
薯类	75 克	75 克
水	1700 毫升	1700 毫升

注：数据来自《中国居民膳食指南（2022）》

不同种类食物营养价值特点

食物可分为五大类，同一类食物富含的营养素相似。

食物种类		营养特点	食物来源
谷薯类	谷类	富含碳水化合物和 B 族维生素，还含有蛋白质、膳食纤维	各类细粮、粗粮等
	薯类	膳食纤维、B 族维生素的良好来源，碳水化合物丰富	红薯、土豆、山药等
	淀粉类	碳水化合物丰富，其他营养素较少	甜点、粉丝、果酱、凉粉等
蔬菜、水果、菌藻类	蔬菜类	富含膳食纤维、维生素 C，并含有多种矿物质	各类蔬菜、水果
	菌藻类		
	水果类		
肉、禽、蛋类	肉类	富含优质蛋白质，同时含有脂肪、矿物质、维生素 A、B 族维生素，胆固醇较高	猪肉、牛肉、羊肉等红肉
	禽类	富含优质蛋白质，同时含有脂肪、矿物质、维生素 A、B 族维生素，胆固醇较低	鸡肉、鸭肉等白肉
	蛋类	富含优质蛋白质，同时含有脂肪、矿物质、维生素 A、B 族维生素，高胆固醇	鸡蛋、鸭蛋等
奶、豆	奶及奶制品	富含钙，维生素 B_2，优质蛋白质	牛奶、酸奶、奶酪等奶制品
	豆及豆制品	优质植物蛋白质，还含有脂肪、膳食纤维，矿物质、B 族维生素	豆腐、豆浆等豆制品
油脂	植物油	脂肪为主，含不饱和脂肪酸、维生素 E	大豆油、花生油、玉米油、菜籽油等
	动物油	脂肪为主，维生素 E、饱和脂肪酸、胆固醇高	猪油、牛油

合理烹调，食物营养不流失

不合理的烹调方法会使食物的营养素遭到破坏。孕妈妈需要摄入多种丰富的营养素，因此，烹调食物时要考虑不同烹饪方法对营养素的影响。

煮、蒸

煮、蒸使水溶性维生素及矿物质溶于水中。做饭时，将米淘洗两三次，会使维生素 B_1 损失 29%~60%，维生素 B_2 和烟酸损失 23%~25%，矿物质损失 70%，蛋白质损失 16%，碳水化合物损失 2%。淘米次数越多，各种营养素损失越多。建议控制蒸煮时间，食物连汤一起吃。蒸馒头添加酵母，减少维生素 B_1 的损失，熬粥加碱会使维生素 B_1 破坏更多。

炖、煨

这种方式使水溶性维生素和矿物质溶于汤中，部分维生素遭到破坏。红烧和清炖时，肉中维生素损失最多。肉、鱼、蛋等动物性食物在烹调过程中，维生素容易受到破坏，其他营养素变化不大。

煎、炸

煎、炸对所有营养素都有不同程度的破坏，会让蛋白质严重变性，油脂升高。如炸油条时，因为加碱和高温油炸，维生素 B_1 全部被破坏，维生素 B_2 和烟酸分别被破坏 50%、48%。面食制作以蒸、烙较好，水煮和油炸较差。

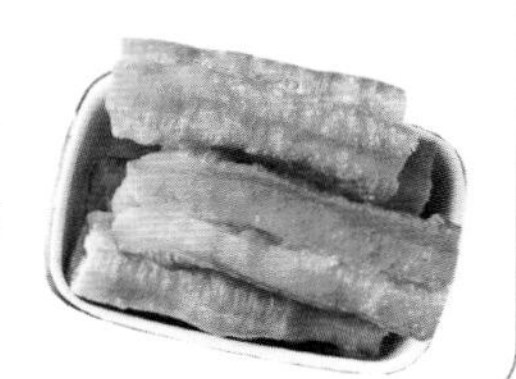

常见面食的维生素 B_1 损失率

面食种类	损失率	面食种类	损失率	面食种类	损失率
烙饼	12%	面包	5%~9%	饼干	100%
馒头	15.2%	烤面包干	9%~31%	油条	100%

烧烤

烧烤使食物损失大部分维生素A、B族维生素、维生素C等。烤肉中的油脂滴落到炭火上，产生了大量烟雾，烟雾中含有挥发性化合物苯并芘，食物中的蛋白质在高温下炙烤会产生杂环胺。这两类物质都具有致癌性，孕妈妈在孕期尽量避免吃烧烤。

切、洗

食物的切洗方法不当也会损失部分维生素和矿物质。各种菜肴原料，尤其是蔬菜，切得越碎，冲洗次数越多，用水浸泡时间越长，维生素损失越多。

蔬菜先切后洗，会使维生素通过切口溶解到水中而受到损失。建议蔬菜先洗后切。蔬菜做好后若不立即食用，放置时间越久，食物中的维生素会被氧化破坏得越多。

做菜前，焯烫蔬菜比一般炒菜损失更多的维生素和矿物质。如果在焯烫蔬菜时为了增加蔬菜的颜色加碱，会加大维生素 B_1、维生素 B_2、维生素C的损失率。

以常见的白菜为例，不同的切、洗方式下维生素C损失率

处理方法	每100克含量（毫克）	每100克损失量（毫克）	损失率（%）
先洗后切，切后立即测量	26.54	—	—
切后静置2小时	25.91	0.63	2.4
切后冲洗2分钟	24.20	2.34	8.4
切后浸泡15分钟	21.80	4.74	14.1
切后浸泡30分钟	20.23	66.31	23.8
切后焯烫2分钟	14.58	11.96	45.1
切后焯烫2分钟挤汁	6.07	20.47	77.1

减少食物营养损失的方法

食物在烹调时营养素遭到损失是不可避免的，在烹调中采取一些保护措施，就可以使孕妈妈吃到保存更多营养素的食物。

先洗后切

蔬菜先清洗再切碎，这样可以减少水溶性维生素的损失。最好切完蔬菜后即刻烹调，最大限度地减少营养素氧化损失。

急炒

食物营养素不耐受高温，因此，做菜加热时间要短，烹调时尽量采用旺火急炒的方法，缩短饭菜成熟时间，降低营养素的流失率。炒菜是较好的烹调方法，维生素 C 损失较少。炒肉丝、炒猪肝时，维生素 B_1 和维生素 B_2 损失较少，而切成块用慢火炖，维生素损失率可达 65%。

炒菜时可以用淀粉勾芡，使汁液变得浓稠，并与食物黏在一起，一同摄入。同时，淀粉中含有谷胱肽，具有保护维生素的作用。

巧用醋慎用碱

维生素怕碱不怕酸，烹调时可以适当放些醋。碱会破坏蛋白质、维生素等多种营养素，烹调时最好避免用碱。

油炸食物包裹面糊

在不得不油炸一些食物时，可以在炸之前在食物上裹上一层淀粉和鸡蛋调制的糊，不但可以减少食物中的水分和营养素大量溢出，而且食物中的蛋白质不会因高温变性，减少有害物质生成。

良好的饮食习惯

孕妈妈良好的饮食习惯与一般人并无太大区别，要注意荤素搭配，不偏食、挑食，品种多样化，日常饮食要避免一些误区，做到营养均衡。

喝汤又吃肉

孕期为了滋补，不少孕妈妈会喝下各种肉汤。肉汤主要是由水和脂肪组成，汤中的鲜味其实是鸡肉、鸭肉等肉类食品经水煮后，释放出肌肽、嘌呤碱和氨基酸等物质产生的，这些物质被称为“含氮浸出物”。这些物质释放出来的鲜味，具有刺激消化分泌的作用，有助于营养物质吸收。此外，汤里还溶有少量水溶性维生素、矿物质等。但绝大部分营养仍然在肉中，汤里所含蛋白质仅为肉中蛋白质的 7%。所以孕妈妈既要喝汤，更要吃肉。

荤素搭配

素食中含有较多的膳食纤维，能促进胃肠蠕动，增强消化和排泄功能，帮助身体快速排泄代谢废物，减少人体对有毒物质的吸收，同时有利于控制孕期体重。一些纤维素还能在肠道细菌的分解下合成 B 族维生素，如肌醇、泛酸等，也易被人体吸收利用。素食中多含有维生素 C、胡萝卜素等，荤食中往往缺乏。

肉、禽、鱼、蛋、奶等食品属于荤食。从营养的角度来看，它们不仅含有丰富的蛋白质、脂肪、矿物质、维生素及氨基酸等，含有人体所需要的全部氨基酸，而且所含的蛋白质多属于完全蛋白质。鱼类、蛋类、肝类多含有素食中缺少的维生素 A、维生素 D。

素食中不饱和脂肪酸、膳食纤维、维生素优于荤食，荤食中蛋白质、钙、磷、脂溶性维生素优于素食。所以孕妈妈的饮食要荤素搭配，才有利于健康。

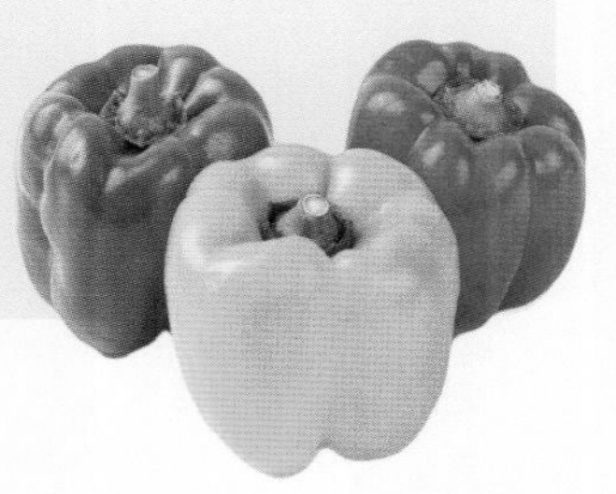

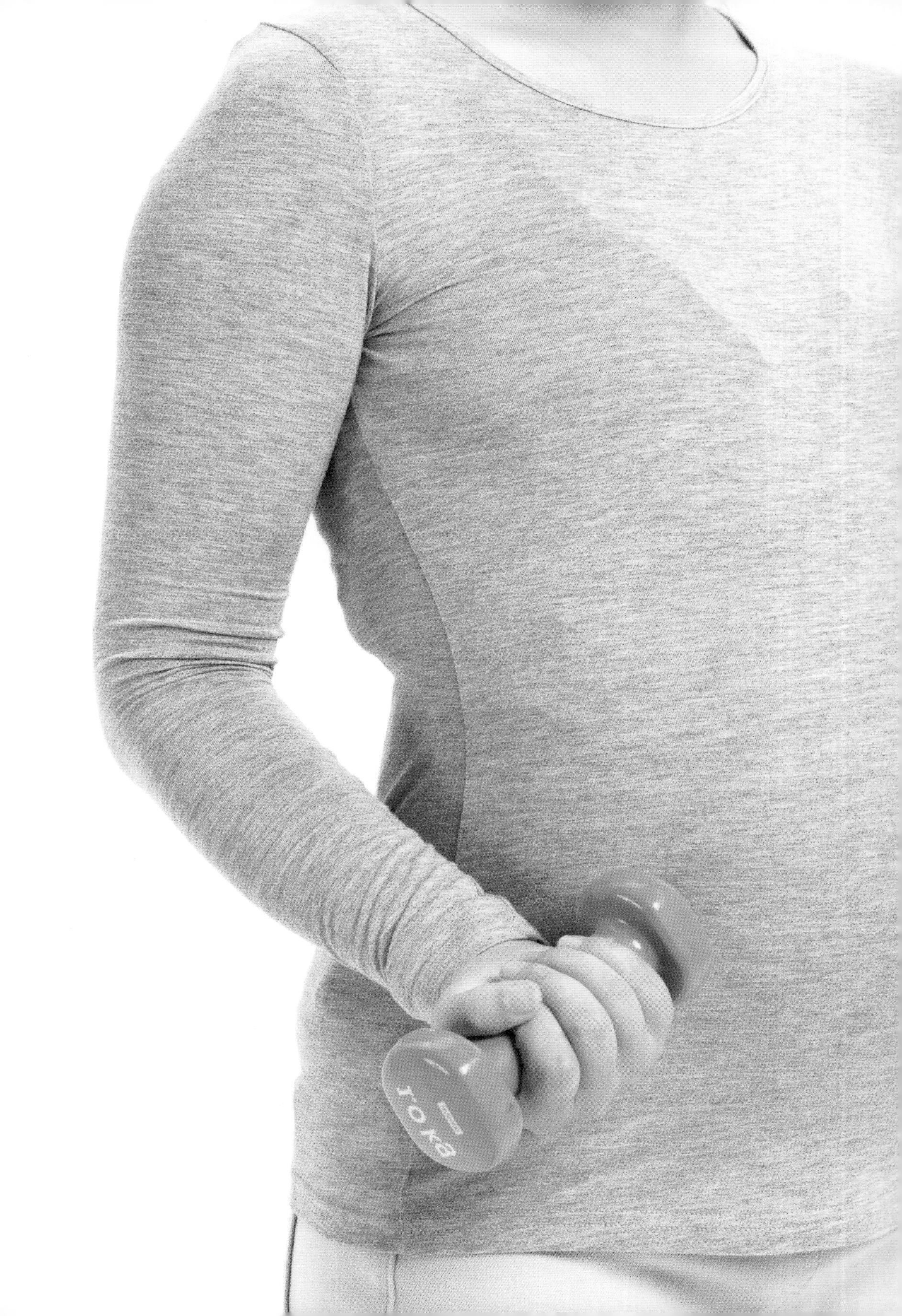
1.0 kg

第二章

孕期体重管理，助力分娩

体重管理不仅在平时生活中要重视，在孕期也是需要重视的一点。平安、顺利地度过整个孕期，将体重控制在合理的范围内很关键。孕妈妈的体重过重或者过轻都不利于自身健康和胎宝宝的发育。

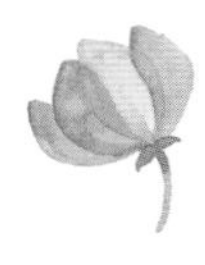

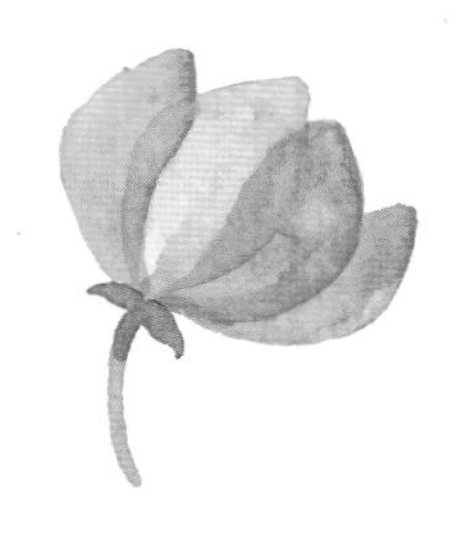

怀孕后的生理变化及特点

怀孕期间，孕妈妈会出现各种身体的生理变化，如体重变化，血液及心血管系统、胃肠消化系统、脂肪组织及生殖泌尿等改变，同时，孕妈妈体内的激素水平也会发生改变。

孕期体重改变

孕期体重平均增加约 12.5 千克。
整个孕期孕妈妈增加的体重可以分为如下几部分：

足月的宝宝体重：约 3.4 千克
扩大的子宫：0.8~0.9 千克
胎盘：0.5~0.7 千克
羊水：0.8~0.9 千克
增大的乳房也会增重：约 0.5 千克
孕妈妈增加的血液和体液：3~3.5 千克
为了哺乳应当储备的脂肪：3~4 千克

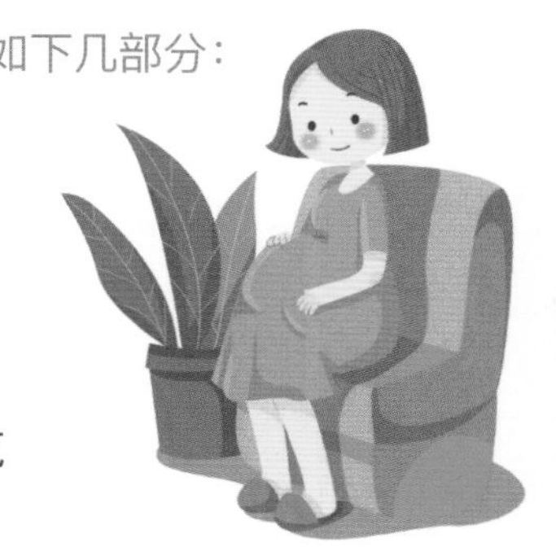

激素与代谢改变

绒毛膜促性腺激素分泌增加，意味着受孕成功。这种激素分泌增多后会抑制胃酸的分泌，出现恶心、呕吐、食欲下降等不良反应。黄体酮使子宫收缩舒缓，防止流产，但也会使孕妈妈尿频，下肢肿胀、静脉曲张。

雌激素的分泌量增加，为受精卵着床、胚胎发育提供良好的宫内环境。但会使孕妈妈情绪波动较大。甲状腺功能增强，基础代谢率升高，使孕期的合成代谢增加。

松弛素在孕晚期水平最高，促进子宫颈松弛，使韧带、关节、盆底肌松弛，有利于顺利分娩。催产素促进子宫收缩，促进分娩。催乳素促进乳腺发育，产生母乳。

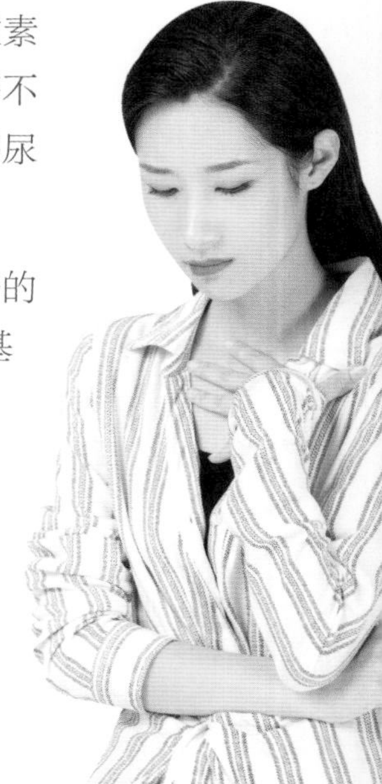

心血管系统变化

动脉血压：为减少心脏负担，孕妈妈的血压会降低，而本来就低血压者会更进一步降低。如果孕期血压不降反升，要警惕妊娠高血压综合征。

血容量：孕期血容量增加多于红细胞增加，孕期血容量会增加35%~40%，而红细胞数量增加仅为15%~20%，这使血液相对稀释，因此，在孕晚期孕妈妈容易出现生理性贫血。此外，血容量的增加也是孕期体重上升的一个重要原因。

心率：孕期心跳会加快，甚至心慌，因为更快的心率才能多泵血给胎宝宝。

红细胞：为了携带更多的氧气，孕期红细胞会有所增加。

白细胞：白细胞在孕期也会有所增加。如果发现白细胞增加，同时又有发热、头痛、腹泻等病症，要警惕存在感染问题。

凝血因子：孕期凝血因子表现为升高的水平。对于孕妈妈来说，凝血因子升高会增加血栓危险。建议孕妈妈不要长期静卧，要适量运动，促进血液循环。

消化功能改变

孕妈妈消化液分泌会减少，胃肠蠕动变慢，容易出现肠胃胀气及便秘。孕早期因孕妈妈体内激素变化，会出现恶心、呕吐等妊娠反应。孕妈妈对某些营养素吸收能力减弱。

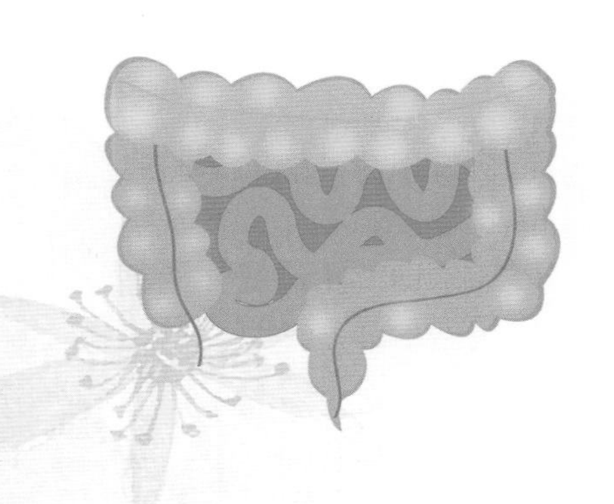

泌尿系统变化

孕妈妈的肾脏由于要排泄自己和胎宝宝的代谢物，肾脏的过滤功能会加强，排出尿素、尿酸的量比孕前有所增加。

孕妈妈在孕期如果呼吸困难，会吸入更多的氧气，出现轻度呼吸性碱中毒，身体会排出机体内过多的碱，肾脏中尿液的碱就会增加，由于泌尿系统细菌更适应碱性环境，碱性尿液让细菌更易生长，使孕期泌尿系统感染的可能性增加。

备孕前体重指数测量

BMI 就是体重指数，是常被用来衡量人体胖瘦程度以及是否健康的一个标准。可以通过一个计算公式来衡量自己体重是否合理。

体形	BMI（kg/ m²）
消瘦	＜18.5
正常	18.5~23.9
超重	24.0~27.9
肥胖	≥ 28.0

BMI ＝体重（千克）/ 身高^2（米^2）

BMI 正常范围值为 18.5~23.9。

例如：体重 57 千克，身高 1.60 米，BMI=57/1.60^2=22.27（正常）。

不同的指数，代表了不同的体重状态。

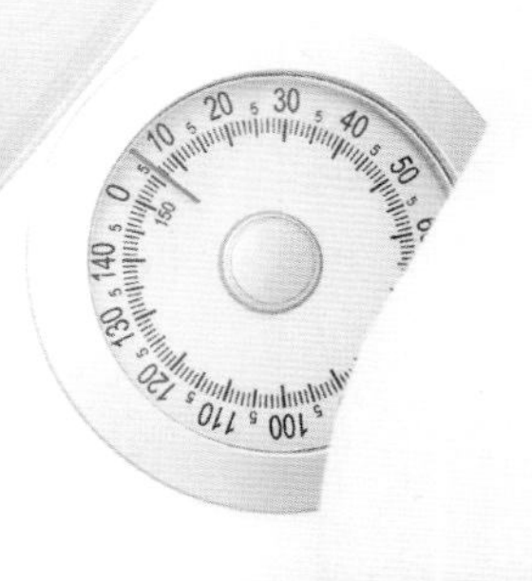

宋医生说营养——关注孕期体重

在门诊，经常会有备孕女性或已经受孕的女性问："医生，要想健康怀孕，体重应是多少，才能既不胖又不瘦？"在怀孕之前，女性把体重调整到一个健康的标准是十分有必要的。

我常说：在临床围产保健中，体重低于 45 千克或者高于 70 千克都属于高危孕产妇，除了营养问题外，也会增加怀孕期和分娩时的危险。

建议准备怀孕的女性计算一下自己的体重指数。为了胎宝宝的健康和自己身体的健康，在备孕期要记得管理和控制好自己的体重，最好能在孕前将体重调整到正常范围。孕前体重指数正常的孕妈妈，理想孕期体重增长应该是 12.5 千克左右。

备孕前体重过低

现在很多女性都希望自己能够一直瘦下去，不过身体过于瘦弱的女性生育能力会比较令人担心。研究发现，相比于超重，太瘦的女性更不容易怀孕。

不易怀孕

正常女性体内脂肪的含量占体重的25%~30%。女性要维持正常的月经、怀孕和哺乳等生理功能，其体内的脂肪含量必须达到体重的22%以上。女性体内的脂肪组织与雌激素的代谢密切相关。体重过低的女性脂肪组织过少，雌激素分泌水平较低，如果还存在月经不调的问题，会影响正常排卵，不易受孕。

另外，过瘦的女性朋友即使怀孕后也有一定的危险，因为形体太过消瘦，通常体内缺乏营养素。如果体重不够但是已经怀孕了，要向医生或营养师咨询，在怀孕后的几个月里，设计一个对孕妈妈和胎宝宝都有益的饮食方案。

孕前调理好身体

有些女性体质消瘦是由于疾病导致，如肠胃功能不好，导致身体对营养物质的吸收率低。这部分女性如果想要怀孕，可以先将肠胃调理好，一般来讲，这种原因的消瘦对怀孕无不良影响。

还有一部分女性由于气血不足导致身体瘦弱，这种体质就会影响怀孕，使女性出现久备不孕等情况。气血失调的瘦弱体质要好好调理，将气血调理到最佳状态，才能更好地受孕，并且胎宝宝也会健康茁壮。

如果BMI小于19，并且月经不规律，建议备孕女性摄入更多的热量以增加身体脂肪，使月经周期恢复正常。

备孕前体重较高

正常体重加上 5 千克都不算过胖。但如果超重影响到女性排卵，进而影响受孕，就必须引起重视。体重超重的女性怀孕有两个坏处，一是不容易受孕，二是怀孕以后流产概率相对较大。如果女性在孕前达到了肥胖程度，最好控制一下体重。

影响正常怀孕

女性超重会影响到正常生育。肥胖女性大多存在程度不一的“代谢综合征”，往往会影响排卵、受精、着床等过程，并可能诱发诸多妊娠期并发症，因此极容易影响到正常怀孕。

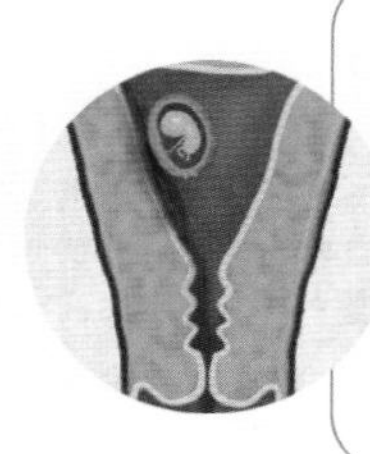

影响卵子发育

体重超重还会影响卵子的发育。超重女性体内的胰岛素分泌较多，胰岛素会影响生殖细胞的生长和发育，导致卵子发育不成熟或者不健康，无法和精子相结合受孕。

容易诱发流产

超重女性即使在受孕之前，体内黄体功能以及性激素、孕激素等各种内分泌激素水平就相对不稳定，怀孕后各种激素分泌量增加，超重女性常会因此导致内分泌紊乱。有些孕妈妈孕早期往往不能正常地增加激素分泌量，影响受精卵的着床过程，因此容易诱发早期流产。

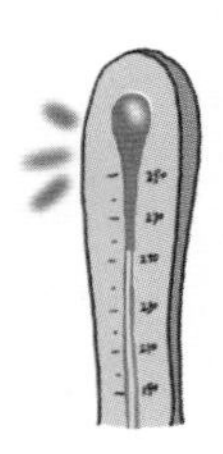

影响自身健康

超重女性常会因为身体脂肪堆积过多，从而有高血压，高血脂，脂肪肝等健康问题，怀孕后也会因此而影响到自身健康，同时对于胎宝宝发育也有不良影响。所以，超重女性最好要合理减肥，使身体处于良好状态时再怀孕，保障自身健康和胎宝宝的正常生长发育。

“好孕”也和男性体重有关

对男性来说，体重超重和代谢紊乱同样对精子的活力、数量和畸形率有不良的影响。超重男性的生殖器处于脂肪包围中，散热功能差，长时间处于高温状态，会影响精子生产，使精子数量减少，质量下降。男性体内脂肪过多或过少，都可能扰乱体内雄性激素的正常产生，导致内分泌功能紊乱，雄性激素下降，雌激素偏高，容易导致不育。

经过长期调查总结，如果男女双方都肥胖，那么怀孕需等待一年以上的概率要比正常体重的夫妇高 3 倍。即使是男女双方均超重，但还未达到肥胖的程度，那么女方需一年后才能受孕的概率，要比体重正常的夫妇要高 1.4 倍。

备孕体重管理要点

无论是体重过轻还是超重女性，建议每日进行 1 个小时的体育活动，每星期最少进行 180 分钟中等强度的有氧运动，减少静坐时间。运动锻炼可以增强备孕女性的身体素质，有利于自身健康和更好地孕育胎宝宝。

超重女性注意事项

超重女性最好在怀孕之前进行体重管理。怀孕后一定不能减肥。备孕女性不要通过节食减肥，而是通过营养搭配、少食多餐、适度运动来达到良好的减肥效果。如果已经怀孕，但体重仍然属于超重，孕妈妈要控制体重的增加速度，而不能减肥。

偏瘦女性注意事项

注意补血。身材偏瘦的备孕女性大多贫血，如果怀孕了，贫血现象会更严重。

在三餐之间可以增加两三次加餐。

保证能量源、蛋白质食物的摄入，按时吃饭，营养要均衡，食物选择要多样化。

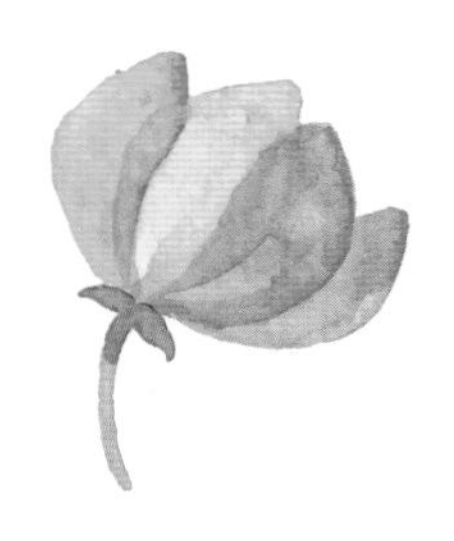

孕期体重增长标准

孕前 BMI 经常是用来估算孕期体重标准的依据。孕妈妈的孕前 BMI 分为三类，偏瘦型、标准型和偏胖型。

孕期体重增长建议

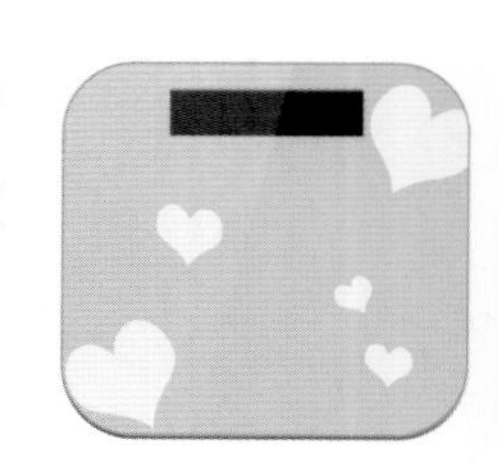

体重是孕期产检的必查项目，反映着胎宝宝和孕妈妈在一段时间内的健康状况，太胖、太瘦都不行。无论孕妈妈孕前的体重指数是多少，孕早期的体重增长，都不要超过 2 千克。进入孕中期后，体重增长范围应该结合孕前体重指数，区别看待。

类型	BMI	孕期建议增重（千克）	孕中期后体重增长（千克）	饮食建议
偏瘦型	< 18.5	12.5~18	每周体重增长 0.37~0.56 千克	偏瘦型的妈妈因体质原因，在孕期增重可能无法达到建议标准。在饮食量可能不足的情况下建议多吃优质的食物，注重平衡和多样的饮食很重要
标准型	18.5~23.9	11.5~16	每周体重增长 0.26~0.48 千克	标准型妈妈平时体重就在标准范围，在孕期中最容易犯的错误就是大吃大补，使体重增长迅速。建议孕妈妈在平时多监测体重，发现增重较快时，要加以调整
超重型	24.0~27.9	7~11.5	每周体重增长 0.22~0.37 千克	偏胖型的妈妈在孕期的体重属于偏重，容易增重，所以在孕期中增重就要少一些。体脂过多也会影响胎宝宝发育。孕妈妈要勤监测体重，预防妊娠并发症的发生
肥胖型	≥ 28	<9	每周体重增长 <0.3 千克	

孕早期：体重增长不超过 2 千克

宋医生说营养——孕早期体重增长

怀孕的前 3 个月，胎宝宝发育缓慢，各个器官还处在形成发育期，胚胎从 3 克长到 8 克。这一时期，胎宝宝对营养需求较少，孕妈妈在营养补充上不用过于讲究，进食量应和孕前一样，不需要很刻意地去增加热量，维持孕前的平衡膳食即可，最好将体重增长控制在 2 千克以内。对于肥胖孕妈妈而言，孕早期体重控制尤为重要，因为其可能会影响孕期整体增重。

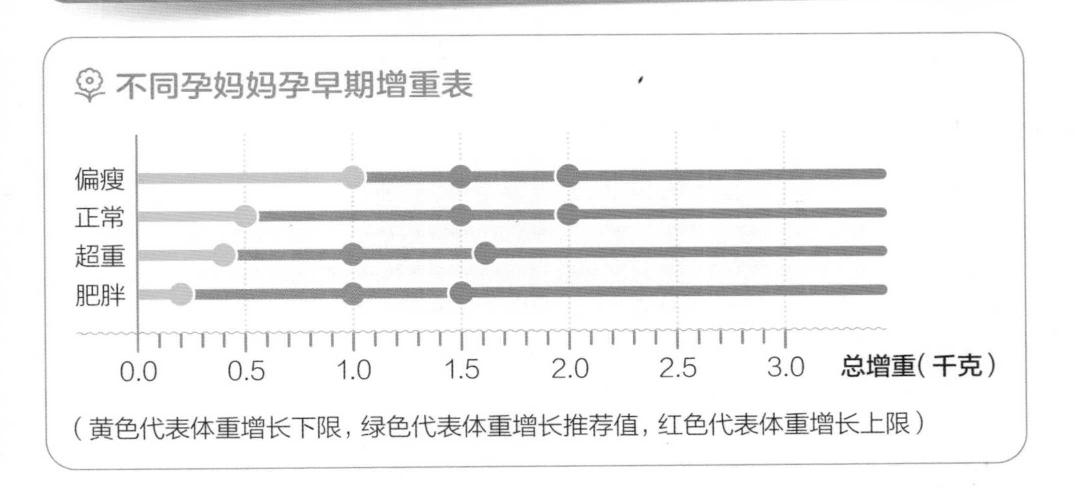

（黄色代表体重增长下限，绿色代表体重增长推荐值，红色代表体重增长上限）

孕早期体重不升反降

对于母体而言，胚胎着床、发育相当于异体入侵子宫，因此身体会发生反应，孕妈妈身体表现出“孕吐反应”。有的孕妈妈还有可能出现体重不增反减的情况，这也是正常的。

如果反应比较严重，孕妈妈不必过分控制体重，应根据个人饮食喜好，尽量选用清淡适口、容易消化的食物，少食多餐，保证摄入一些富含碳水化合物的谷薯类食物，适当补充 B 族维生素可减轻早孕反应。

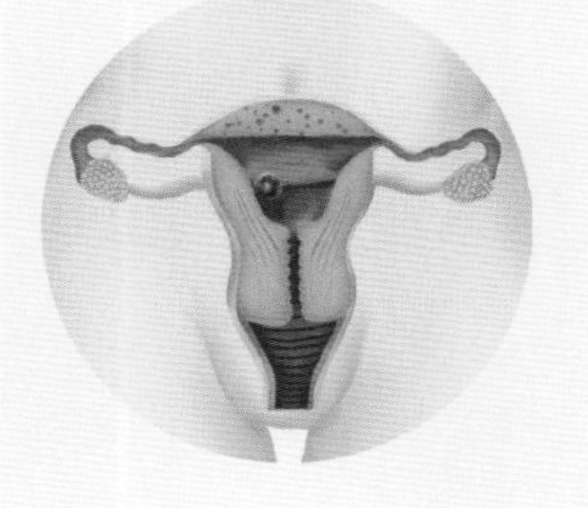

孕中期：体重迅速增长期

宋医生说营养——孕中期体重增长

自孕中期开始，胎宝宝进入到一个快速生长的阶段，体重有明显的增长，平均每天增加 10 克左右，到孕 7 个月时，胎宝宝体重可达到 1.1~1.3 千克。孕妈妈的体重也随之增加，加之到了孕中期以后，孕妈妈早孕反应停止，食欲大增，母体血容量增加，子宫和乳房都在增长，以及体内脂肪的储存，孕妈妈体重几乎每两周就会增加 1 千克，而且腰身和腹部逐渐变粗、变大。这个时期，孕妈妈体重增长 5 千克左右属于正常范围。

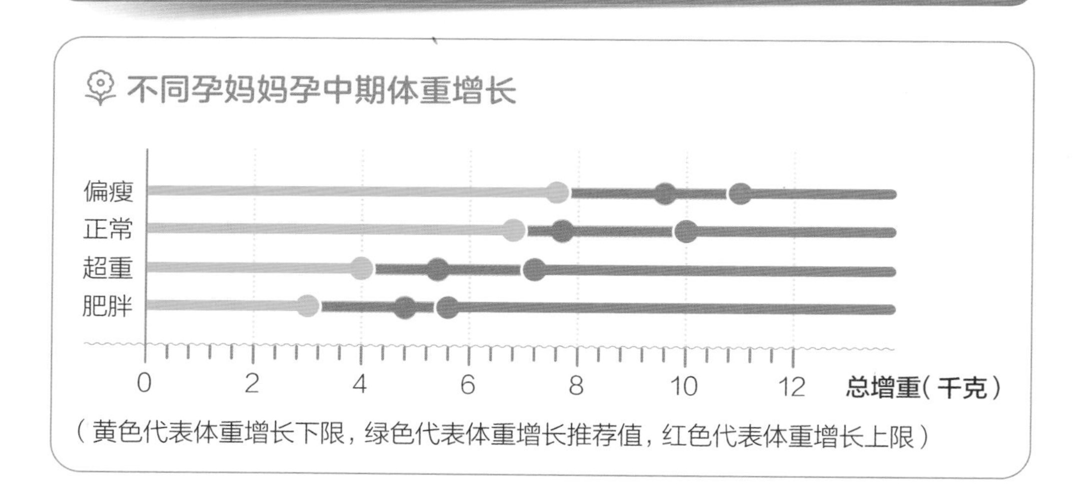

孕中期体重管理建议

孕妈妈需要大量补充热量以供胎宝宝吸收发育，建议每日增加 300 千卡热量，运动强度也要比孕初期加强一些。适合孕妈妈的运动类型有很多，游泳、孕妇瑜伽、低强度的有氧运动等都可以经常尝试锻炼。但一定避免过度运动，如果出现腹部发痒、出血等症状时要停止运动，并及时就医。

孕早期体重变化不大，可每月测量一次。孕中、晚期应每周测量体重，并根据体重增长速率调整能量摄入。

孕晚期：合理控制体重增长

宋医生说营养——孕晚期体重增长

孕晚期体重增加主要来自胎宝宝生长、胎盘和羊水的增加。孕晚期是胎宝宝发育较快的时期，到出生前，胎宝宝的体重可达到 2.9~3.4 千克。因为胎宝宝体重增加，孕妈妈的体重上升也很快，这个时期体重增加 5~6 千克。

不同孕妈妈孕晚期体重增长

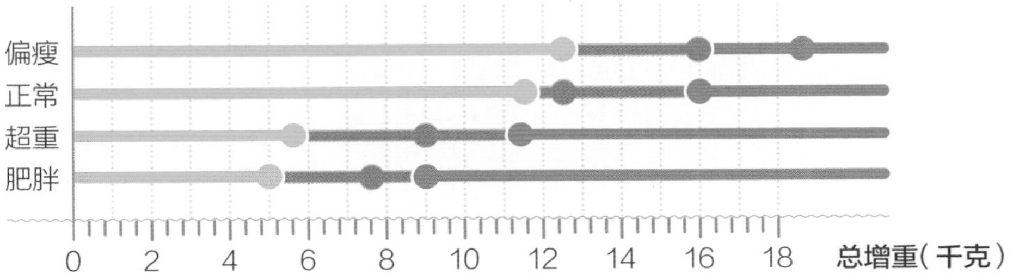

偏瘦
正常
超重
肥胖
0 2 4 6 8 10 12 14 16 18 总增重（千克）

（黄色代表体重增长下限，绿色代表体重增长推荐值，红色代表体重增长上限）

孕晚期体重管理建议

孕妈妈增长在自己身上的多余体重大部分是在孕晚期增长的，所以这时应控制体重，每周体重增长不超过 500 克。

建议孕妈妈把一天的进食总量分成 4~6 餐，每餐摄入量减少，可以避免因一次进食大量食物造成血糖快速上升。孕晚期应减小运动强度，三餐饭后有 20~30 分钟散步，走路放慢些，在 36 周之后可以在医生建议下做一些有助于顺产的运动。

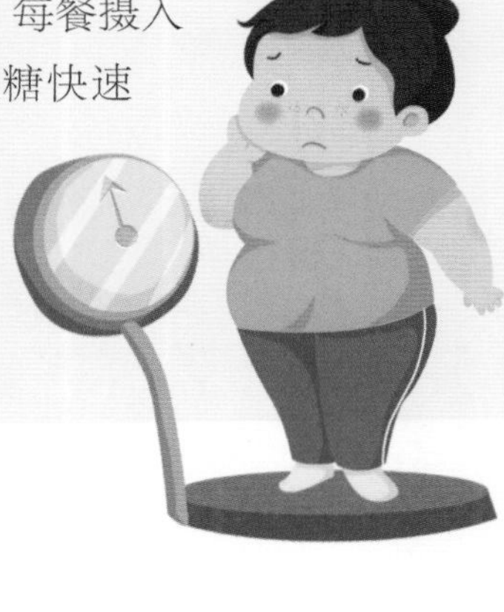

关注孕期体重变化

怀孕期间，孕妈妈体重的增长变化情况反映着自身的身体健康情况，同时也反映和影响着胎宝宝的身体健康情况。

孕期体重增长和胎宝宝生长

孕周	孕 8 周	孕 12 周	孕 16 周	孕 20 周	孕 24 周
胎宝宝身高（厘米）	2	6.5	12	20	25
胎宝宝体重（克）	1	16	150	280	500
孕妈妈体重增加	每月增加 0.5 千克左右，孕 2 ~3 月可能会因为妊娠反应，体重会降低，属于正常现象		每周增加 0.26~0.48 千克，每月增加 1.5~1.8 千克		

孕周	孕 28 周	孕 32 周	孕 36 周	孕 40 周
胎宝宝身高（厘米）	26	45	51	53.2
胎宝宝体重（克）	1200	2000	2800	3200~3400
孕妈妈体重增加	每周增加 0.5 千克左右，每个月增加 2 千克左右			

孕期体重异常的表现

在整个怀孕期间，孕妈妈的体重是逐渐稳步增加，而不是突然猛增的。如果孕期体重出现以下几种表现，要警惕。

1. 孕早期增重大于 2 千克，或减重大于 5 千克。

2. 孕中、晚期连续 2 周体重无变化，或任何一个月增重不足 0.5 千克，或单周内增重大于 1 千克。

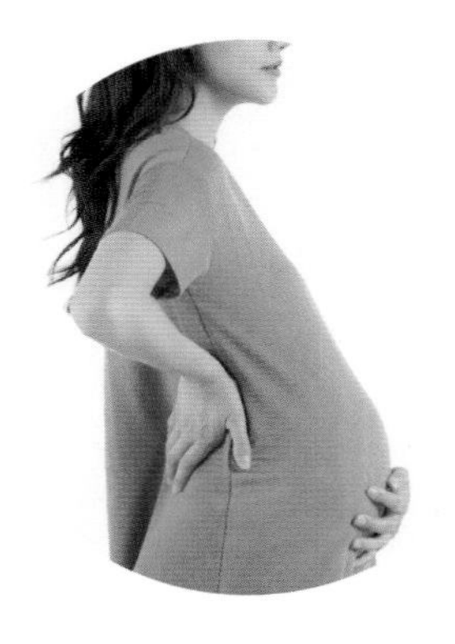

孕妈妈自测宫高、腹围

每次产检孕妈妈都要测量宫高和腹围。孕期内宫高、腹围的变化有一定规律，可以以此推断胎宝宝发育情况和妊娠周期。孕妈妈可以在家自己测量宫高、腹围。但最终测量值需由产检医生确定。自行测量时应注意手法轻柔，避免造成损伤。

宫高：指从下腹耻骨联合处上方至子宫底间的长度。

测量方法：孕妈妈测量前排尿，平卧床上，用软尺测量耻骨联合处至宫底的距离。

测量时间：从孕 20 周开始，每 4 周测量 1 次；孕 28~35 周，每 2 周测量 1 次；孕 36 周后每周测量 1 次。

腹围：以肚脐为准，水平绕腹一周，测量的长度。

测量方法：孕妈妈取平卧位，将衣服解开，完全暴露腹部，以脐部为准，用软尺水平绕腹一周，测得的数值即为腹围。

测量时间：孕 16 周起开始测量腹围。每个人的胖瘦不同，所以腹围也不尽相同。

妊娠周数	宫高（厘米）			腹围（厘米）		
	下限	标准	上限	下限	标准	上限
孕 20 周	15.3	18	21.4	76	82	89
孕 24 周	20	24	25.1	80	85	91
孕 28 周	22.4	26	29	82	87	94
孕 32 周	25.3	29	32	84	89	95
孕 36 周	29.8	32	34.5	86	92	98
孕 40 周	32	33	37.5	89	94	100

注：数据来自中国优生科学协会学术部

孕期营养与健康

如果孕妈妈连续两周腹围没有变化，要及时咨询医生。宫高、腹围与胎宝宝的大小关系非常密切。在孕晚期通过测量宫高和腹围，还可以估计胎宝宝的体重。其中一个参考公式为：

胎宝宝体重（克）= 宫高（厘米）× 腹围（厘米）× 0.9 − 5200

也就是说，用宫高值乘腹围值，再乘 0.9 然后减去 5200，就可以估测出胎宝宝的体重克数。

制定孕期体重增长计划

孕前体重偏轻的人，建议在孕期适当多增长一些体重，为胎宝宝发育和哺乳的能量消耗做储备。孕前体重偏重的人，脂肪储备一般相对充足，孕期多摄入高蛋白食物，适当控制脂肪及碳水化合物的摄入量。

明确孕前 BMI

以一位孕妈妈为例：身高 160 厘米，孕前体重 54 千克，BMI 经过计算后是 21.09，属于标准范围。那么孕期体重增长目标可以在 11.5~16 千克。

注： BMI= 体重（千克）/ 身高^2（米^2）

拆分目标（以正常体重为例）

孕早期（1~14 周）：体重计划可以不增长。

孕中期（15~28 周）：体重每周增长 0.3~0.4 千克。

孕晚期（29~40 周）：体重可以每周增长 0.4~0.5 千克。

明确孕期能量

首先计算自己的基础代谢率，计算公式：

基础代谢率 % =（脉率 + 脉压）-111（Gale 法）

（脉率指每分钟脉搏的次数，脉压指收缩后和舒张压之间的差值。）

生活中参与活动或运动，能量消耗就会增加，用计算出来的基础代谢率乘以活动系数，就是孕妈妈一天大概消耗的能量，具体算法为，坐式生活方式（极少运动）：基础代谢率 ×1.15；轻微活动（日常活动）：基础代谢率 ×1.3。

绘制体重增长表

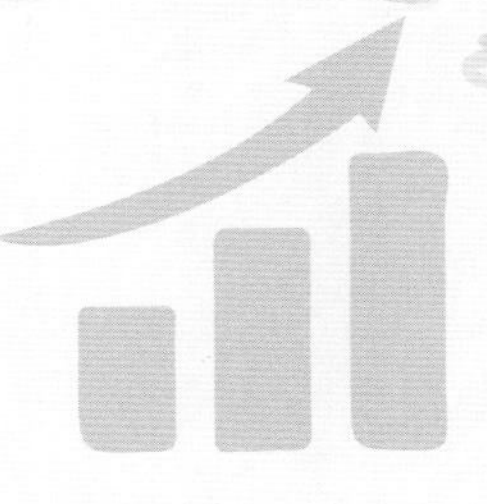

孕妈妈要养成习惯，定期测量并记录体重增长情况，这样使自己的体重增长更加直观，也方便孕妈妈及时发现自己的体重增速。孕妈妈体重增长越接近标准曲线越好，将孕期增重的速度及总量保持在合理水平。

宋医生说营养——监测体重

孕妈妈每周测量一次清晨空腹体重并记录。同时，还可以写一写饮食日记，记录自己一天中的食物摄入，一周的饮食结构，观察总结膳食结构是否合理，营养摄入是否全面。当血糖、体重等出现问题的时候，可以将之前的记录提供给医生，以便医生寻找出问题的原因，给出专业建议。很多孕期 App 也有这样的功能，孕妈妈们可以根据自己的情况选择。

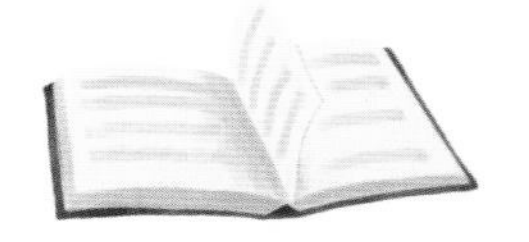

孕期体重管理表（示例）

孕周	空腹体重（千克）	目标体重（千克）	实际增重（千克）	总增重（千克）	宫高（厘米）	腹围（厘米）	备注（饮食、运动情况）
1	55	—	—	—	—	—	—
5	55	55	—	—	—	—	发现怀孕，以孕前体重为标准
12	53.0	55	-1	-2	—	—	NT 检查，胎宝宝实际小 3 天
16	55.4	55.2	+0.2	+0.4	—	—	体重增长过快，可能和油脂摄入过多有关
20	56.6	56.5	+0.1	+1.6	18	80	—
40	67.5	67	+0.5	+12.5	34	95	—

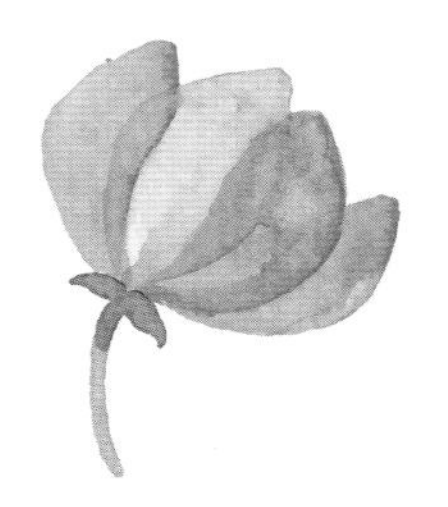

健康生活管理，孕期很轻松

孕期体重增长也是影响分娩的主要因素，孕期体重增长过高或过低，均会对产妇的分娩产生负面影响。

宋医生说营养——“9个1”饮食原则

总有孕妈妈问怎么才能吃得营养均衡。“均衡”就是要蛋白质、脂肪、碳水化合物等都要吃。为了方便孕妈妈在生活中实践，根据文献总结了“9个1”饮食原则。

- 每天选择1~2杯奶制品，250~500毫升。
- 每天1份粮食，保证主食摄入当中有1/3是粗粮，包括红薯、黑米、燕麦米、玉米、豆类等。
- 每天1斤（500克）绿叶蔬菜。
- 1~2个水果，每个水果拳头大小。
- 每天100克的豆制品，大概就是2个鸡蛋的重量。
- 每天100克肉类，大概一个手掌大小。
- 每天1个鸡蛋。
- 一定量的调味品。
- 1000~2000毫升的饮用水。

营养均衡

在此基础上合理安排一日三餐的能量分布，早餐提供能量占全天总能量的25%~30%，午餐提供能量占30%~40%，晚餐占30%~40%。早餐要营养丰富易消化，如有一杯豆浆或牛奶，两三片肉或1个鸡蛋，50~100克谷物，适量的蔬菜和水果。午餐保证足够的能量，需要有谷类、豆类、蔬菜、鱼肉类、最好还能有菌类。晚餐宜清淡，忌油腻，如清蒸鱼等。

同时，配合散步、瑜伽以及骨盆运动，有助于控制体重。一天的步数在6000~8000步。均衡营养配合适量运动，既能够预防营养不良的发生，又可以避免超重，让孕妈妈在孕期保持正常的体重状态，进而增加安全、顺利分娩的可能性。

细嚼慢咽

平时吃饭的时候，尽量做到细嚼慢咽，每一口咀嚼 10~20 次，每顿用餐时间在 20 分钟左右，给大脑留出接受“我吃饱了”这个信号的时间。

选择烹饪方式时，以清蒸、炖煮为主，减少使用煎、炸等食物加工方式。

注意三餐搭配，午餐所占比例可以稍微多一些，其次是早餐和晚餐，早、中、晚三餐的进食比例可以是 3∶4∶3。

大三餐加小三餐

进食时间要规律，三餐正餐，即“大三餐”；三餐加餐，即“小三餐”。

“小三餐”是为了避免饥饿，这样吃“大三餐”的时候就不会报复性饮食，便于更好地控制体重。每次进食的时候，注意进食的种类，要包括淀粉类、肉类、蔬菜、水果、坚果类。淀粉类是主食。肉类补充蛋白质，增加饱腹感。蔬菜增加饱腹感，补充矿物质。水果一天要控制在 400 克，不可以不限量地吃。坚果类可以提供不饱和脂肪酸，每天摄入 15 克，也就是几颗而已。

进食顺序调整为：先吃蔬菜，再吃肉，最后吃主食。整个进餐时间在 15~20 分钟为佳，进食不要太快，要让大脑在进食过程中充分感受到饱腹感。

适度运动

选择有连续性、慢节奏的有氧运动，比如快走、游泳、孕期瑜伽等。在确保安全的情况下每天运动 30 分钟左右，练到额头有些微微出汗就可以了。运动前建议先空腹 1 小时，运动后及时补充水分，最好休息 30~60 分钟再吃东西。

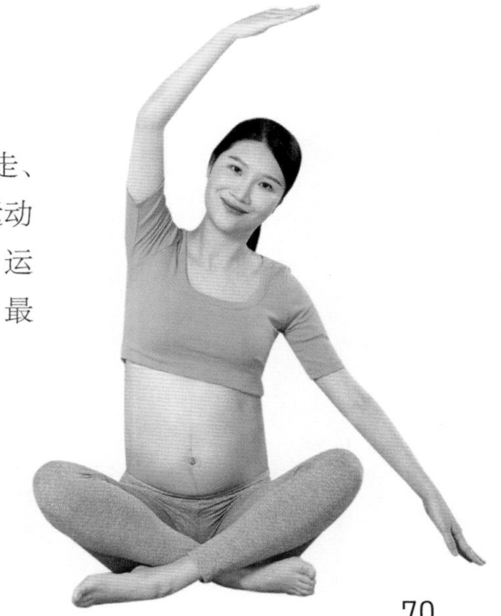

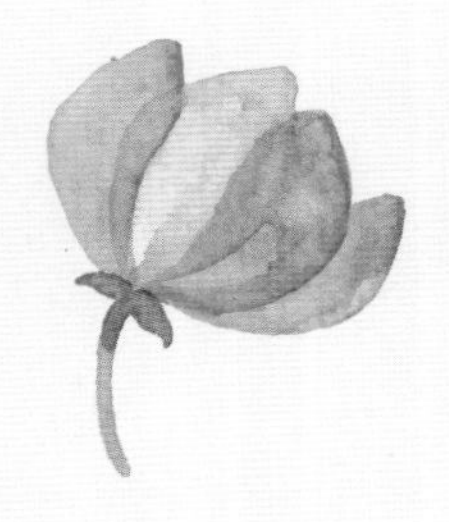

超重是孕期的常见问题

如果孕妈妈体重增长过度，容易增加患妊娠高血压、妊娠期糖尿病的风险，影响胎宝宝生长发育，如出现巨大儿等。

体重失控易导致妊娠并发症

妊娠期糖尿病

很多女性在怀孕前没有糖尿病，但孕期饮食摄入量大大增加，加之缺少运动，导致血糖升高，胰岛素抵抗加重，容易患上妊娠期糖尿病，甚至分娩之后转变为糖尿病。

妊娠期糖尿病也影响胎盘发育，会阻碍血液的流通，使胎宝宝得不到足够的养料。患病时表现为孕妈妈体重增长，胎宝宝却营养不良。相反，如果胎宝宝吸收糖分过多，胎宝宝的体重可能会偏高。

在孕 24~28 周时会进行糖耐量检查，监测空腹以及喝糖后 1 小时、2 小时的血糖数值，如果有任何一项大于或等于限定值，就可以诊断为患有妊娠期糖尿病。也有一些孕妈妈在孕前就患有隐匿性的糖尿病，只是在孕期才被发现。无论如何，患了妊娠期糖尿病就需要控制好血糖，在后面的章节会详细讲解孕妈妈该如何调整饮食。

妊娠期高血压疾病

妊娠期高血压疾病是孕妈妈常遇到的一类妊娠期并发症，患病时的表现为每周体重增长过快。妊娠高血压会引起水潴留，水进入身体组织引起水肿，然后进一步压迫血管，使得静脉血液回流更加困难，可能引起静脉曲张。孕中、晚期是体重快速增长期，孕妈妈进食在均衡营养的基础上，要有所节制，以孕期正常体重增加为标准，调整进食量。

易产下巨大儿

孕期体重过快增加，会导致胎宝宝过大。巨大的胎宝宝会增加产道分娩的难度，容易造成孕妈妈生殖道损伤，也容易让新生儿在分娩的过程中受伤，还增加了产钳、胎头吸引等助产工具的使用风险，甚至会让孕妈妈产后出现漏尿、阴道子宫脱垂等并发症，影响产后生活质量。

如果怀孕期间增重过度，也会增加剖宫产的概率。同时，体重过大的宝宝，出生后还要面临低血糖、严重黄疸等风险。

一般来说，新生儿标准体重在 3~3.5 千克，足月的胎宝宝体重只要超过 4 千克，就算是巨大儿。所以说，生出 8 斤（4 千克）多的大胖小子、大胖闺女可能并不是一件好事。

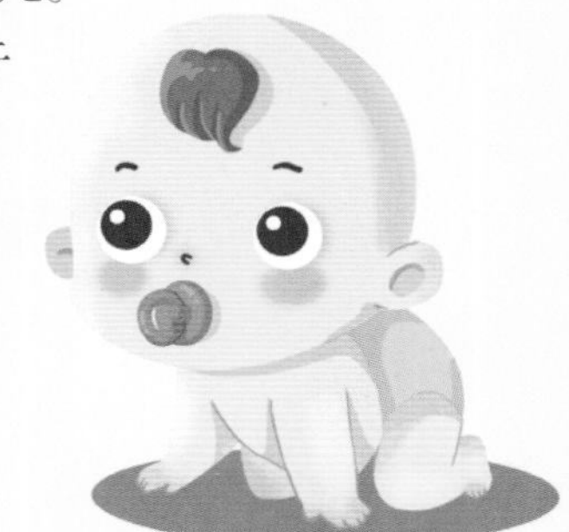

增加会阴侧切风险

会阴侧切术是指在会阴道口的左侧方切一个开口的手术，是为了帮助胎宝宝顺利娩出，增大阴道开口。

超重孕妈妈的腹壁储存较多的脂肪，导致腹壁增厚，分娩时会影响到腹壁肌收缩力。同时，产道受到脂肪过多的影响，相对狭窄，增加分娩的风险和难度，容易出现难产的情况。加之超重的孕妈妈孕育的胎宝宝比较大，胎儿在娩出时容易在会阴处受到阻碍。如果孕妈妈生产时无力或体力不支，就不得不进行侧切术，避免延长产程致使胎宝宝缺氧。

产后并发症

孕妈妈超重会增加剖宫产的风险。肥胖的孕妈妈更容易发生产后出血，手术切口愈合更慢，发生感染的概率更大。孕期增加的体重超过推荐范围更容易发生产后体重滞留和肥胖，如果孕期增加体重超过 16 千克，产后继续肥胖的可能性就会非常高。

体重超标，调整饮食习惯

如果已经出现孕期体重超标、增长过快，需要检查自己原有的饮食习惯，对孕期饮食调整做好计划。

调整饮食结构中的碳水化合物

食物中的碳水化合物主要有两类：一类是可以被人体吸收利用的单糖、双糖、多糖等糖类，一类是不能提供能量的膳食纤维。

糖类广泛存在于米饭、面条等食物中，这类食物升糖指数较高，消化吸收比较快，所以吃后饿得快，容易吃得比较多。可以改用杂粮来代替或者部分代替精制米面作为主食。杂粮中的膳食纤维含量更高，可以降低升糖指数，同时又能增加饱腹感。同样量的米饭与糙米饭相比，后者可以使孕妈妈更不容易饿，自然也就吃得少一些了。

如果孕妈妈不太适应杂粮的口感，可以把一部分杂粮和大米掺在一起煮，比如米饭中加一些红豆或者糙米，口感会更好。

注意选择低能量的食材

多吃热量低又有营养的食物，选择竹笋、豆芽、黄瓜、番茄、芹菜、白菜、茄子等低热量蔬菜，能减少能量的摄入，又可以保障其他营养素的需求。

最好少吃或者不吃饼干、糕点、糖、巧克力、含糖高的饮料等零食。这些食物能量高，升血糖也快，并不利于体重控制。

另外，也不要以为水果不是主食就可以随意地吃，过多摄入水果也会导致体重过度增长。每天一两个水果，每个拳头大小就可以了。

调整饮食顺序

有时候餐前太饥饿容易刺激正餐时吃得更多。孕妈妈可以在吃饭前先喝一点牛奶或者酸奶，提前降低饥饿感，吃饭的时候也就不容易多吃了。

孕妈妈先吃一些蔬菜最后再添加米饭，也就是先摄入膳食纤维等，再进食碳水化合物，这样有助于减少总能量的摄入，还能避免血糖上升太快。

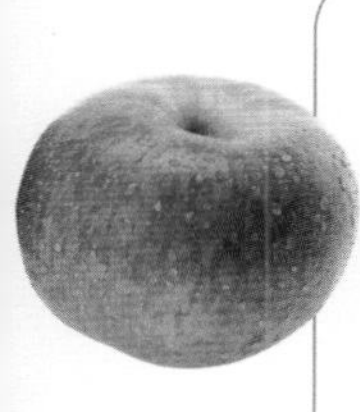

注意把握进食的量

孕妈妈对于建议的食物摄入量 50 克、100 克、200 克到底有多少往往不太清楚，可以买一个厨房电子秤用于称食物。或者参考 1 个鸡蛋约 50 克，1 个苹果 350~550 克等粗略计算。

改变烹调方式

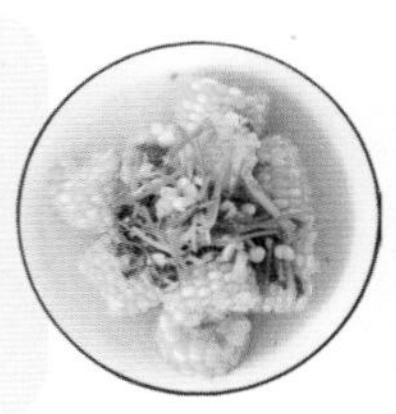

孕期不要吃太多重口味的东西。尽量用水煮、蒸、炖、凉拌、烫、烩等烹调方式，少用糖醋、红烧、油炸、油煎的烹调方式。

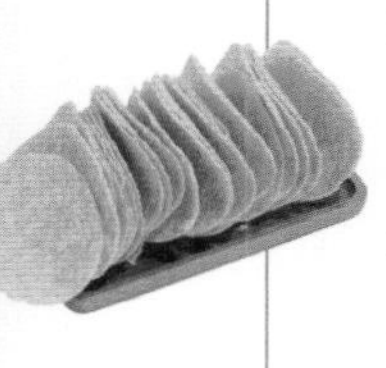

减少零食

吃零食容易导致总热量摄入失衡，即使在孕吐期间也要控制好零食摄入量，尽量做到营养搭配均衡。孕妈妈应当多吃瘦肉和深绿色蔬菜，这些食物能够为孕妈妈提供丰富的维生素、矿物质和蛋白质。

晚餐后散步

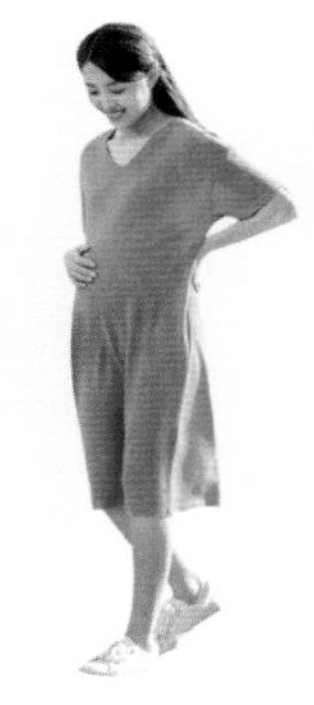

在孕期，适当的运动是必需的。散步可以消耗热量、帮助消化，是孕期最佳运动方式，尤其是晚餐胃口比较好的孕妈妈，吃完晚饭后稍微休息一下再去散步，有助于缓解疲劳，也有助于食物更好地消化。

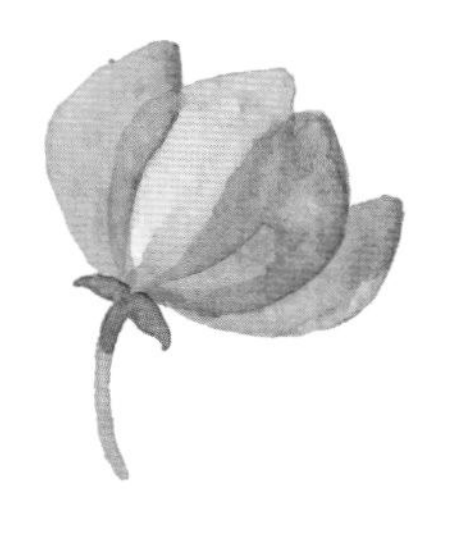

孕期体重增长过慢也危险

孕期体重除了孕妈妈的体重以外，还有胎宝宝体重、羊水、胎盘等，这些都占据一定的重量。如果孕期体重增长缓慢，孕妈妈一定要查找原因。

孕期体重增加缓慢的原因

孕期体重增长缓慢可能与消化吸收有一定关联，营养吸收不良。这类孕妈妈一般在怀孕之前就属于体重偏轻的一类。怀孕后，胎宝宝和母体都需要营养，而自身的蛋白质和热量又不充足，无法负荷两个人的营养，慢慢就出现体重越来越轻的现象了。孕期很多孕妈妈心理压力大、神经紧张、进食欲望低，也会影响体重正常增加。

如果孕妈妈体重增长不足，但平时产检以及孕妈妈自身的情况都正常，比如宫高、腹围、胎宝宝体重、身长等都在正常范围内就不用太担心。

孕期体重偏轻对胎宝宝的影响

贫血：母体营养不良会导致孕期贫血，影响胎宝宝正常的成长与发育。

胎宝宝宫内发育迟缓：孕妈妈热量摄入不足，会使胎宝宝体重小于相应月份，导致宫内发育迟缓。

胎盘老化：孕期体重增长缓慢时，胎盘会加速老化，使得胎宝宝的营养供给不够。

抵抗力低：孕妈妈体重增长缓慢会造成抵抗力低，使胎宝宝出生后抵抗力也低，体质偏弱。

孕期营养与健康

很多育龄女性希望保证胎儿正常生长发育的同时，又希望保持完美身材。实际上对于大多数孕妈妈而言不太可能实现。不同孕前体重指数的孕妈妈都需要满足相应范围的孕期体重增长，才能保证母体和胎儿健康。孕妈妈一定不要在孕期盲目追求所谓的瘦。

多样化食物摄入

孕期体重偏轻的孕妈妈需要摄入丰富的食物种类，即豆类、碳水化合物类、鱼类、蔬果类都要有。再就是每类食物的品种也要有差异，即同种食物互换，比如面条和粥、馒头相换；鱼与虾、贝壳等海产品互换；红薯与土豆互换等。不同的食物各有营养特点，食物多样才能保证孕妈妈营养全面。

中国营养学会建议“平均每天摄入12种以上食物，每周25种以上的食物”，这其中应该包括谷薯类、蔬菜水果类、畜禽鱼蛋奶类、大豆坚果类等食物。

吃点健康小零食，如全脂奶酪、酸奶、干果、坚果等作为孕期点心。在保证摄入食物的营养含量的同时，也能增加摄入的能量。

此外，注意补血。孕期本就容易贫血，身体纤瘦，体重增长缓慢的孕妈妈就更需要及时补血了。

怀孕期间禁止减肥。孕妈妈在孕期要控制饮食，为了保证胎宝宝健康发育，应该保证营养全面。

食物类别	平均每天种类数	每周至少品种数
谷、薯、杂豆类	3	5
蔬菜水果类	4	10
畜禽鱼蛋类	3	5
奶、坚果、大豆类	2	5
合计	12	25

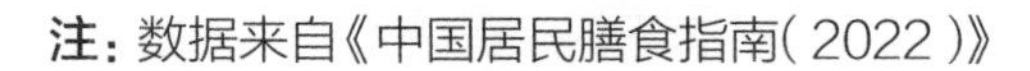
注：数据来自《中国居民膳食指南(2022)》

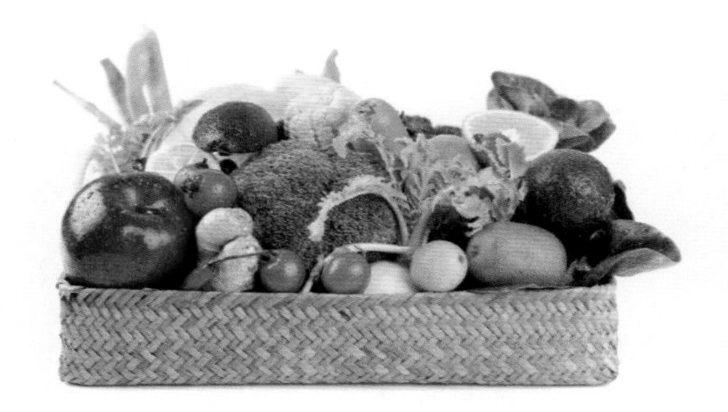

多摄入优质蛋白质

多摄入富含优质蛋白质的食物。建议孕妈妈在孕期坚持喝牛奶，多吃奶制品、鸡蛋、鱼、肉、豆腐等高蛋白质食物。对于体重偏轻的孕妈妈，一日三餐要均衡饮食，注意不同营养素的合理搭配。推荐膳食结构为20%蛋白质、30%脂肪和50%碳水化合物。

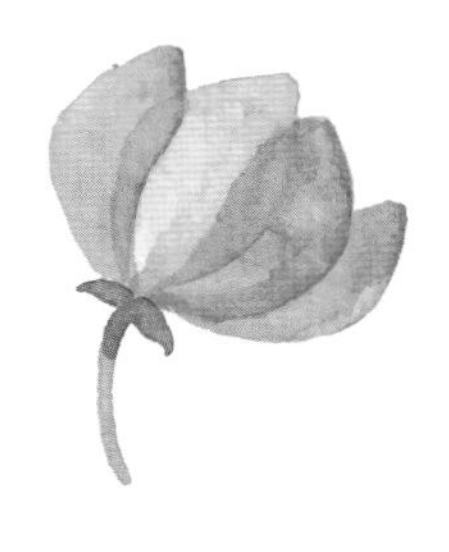

适量运动控制体重增长

饮食和运动是管控体重的两大方面。在孕期并不是一味地休息就是好的，即使在孕期，孕妈妈也可以运动起来。运动也是一种愉悦心情的方式，可以协调孕妈妈在孕育过程中的压力。适当的运动是孕妈妈孕育过程中必不可少的一项活动。所有的运动均应由专业人员指导或咨询医生后进行，尤其是孕期瑜伽、自行车、拉伸等。

孕期坚持运动，益处多多

控制体重：孕期适度运动可以消耗掉多余的热量，控制体重，也有助于产后身材恢复。

改善血液循环：运动改善孕妈妈体内血液循环，增强心肺功能。

缓解腰酸背痛、水肿等：孕妈妈不断增大的子宫会压迫静脉，使骨盆前倾、腰椎前倾以及下肢静脉血液不畅，导致腰酸背痛和下肢水肿。运动可以促进腰部和下肢的血液循环，缓解该症状。

帮助消化，预防便秘：运动可以帮助消化和排泄，促进新陈代谢，预防便秘，还可以增进食欲，增加营养。

舒缓心情：适当运动可以减轻孕妈妈的情绪波动，放松心情，有利于胎宝宝良好的性格形成。

有助分娩：孕期运动可以增加肌肉的力量，锻炼腰臂肌、盆底肌的力量，有利于顺利分娩。

在一次门诊中，一个孕妈妈问：怀着孕还运动，动了胎气可怎么办？我把它理解为：孕期运动是否安全？孕期运动安全是最重要的，我总结了三点运动原则：别太快（运动频率）、别太猛（运动强度）、别太刺激（运动方式）。

每天 30 分钟的运动

最好在一周的大多数时间或每天能进行 30 分钟的中等强度以下的运动，以散步为主。怀孕前不常运动的孕妈妈可以尝试从每次 15 分钟做起，慢慢增加时间，到每次运动 30 分钟及以上，运动频率可以从每周 3 次增加到每周 4 次。

运动强度要适当

孕期运动不是以减肥为目的，需要在运动 15 分钟后就稍微休息，避免孕妈妈过度疲劳和心动过快。一般运动后孕妈妈会稍感疲惫，但 10 分钟左右就会恢复。

运动后的心率在每分钟 95~130 次为宜。

运动方式因人而异

孕期运动不宜太刺激。怀孕前很少运动的孕妈妈可以选择走路。别把走路不当运动，当你快走，并且认真地发动下肢肌肉充满节奏地运动时，走路也能锻炼身体。

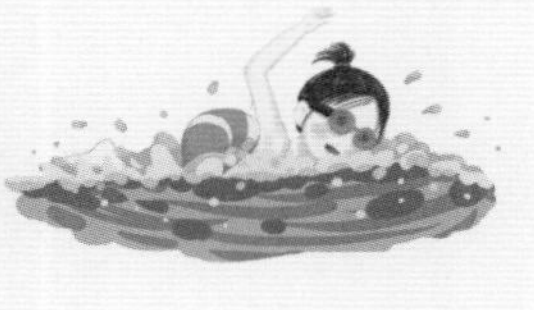

孕前经常运动的孕妈妈怀孕后可以进行有氧运动，如游泳、瑜伽等，但在妊娠晚期，增大的子宫会让身体负荷增加，运动量应适当减少。

孕期运动注意事项

孕早期和孕晚期要避免强烈运动，诸如快跑、爬楼梯、跳绳等。运动前、中、后三个阶段都要尽量补充水分。

运动后做一做全身心的放松，从自己的额头、脸颊、肩膀、手臂开始，到脚趾，放松 5 分钟，有助于身心平静。

怀孕 4 个月后，禁止做俯卧运动。

孕早期运动建议

孕期前 3 个月胎宝宝着床不稳，这时不宜做大幅度的运动，因为过度牵引可能诱发宫缩，导致流产。

孕早期运动推荐

孕早期适合做一些低强度的运动，散步就是一项随时随地都可以进行的锻炼方式，散步和快走也是整个孕期都可以进行的运动方式。孕妈妈既可以在家里来回走一走，也可以到户外散步。

散步时应注意

1.尽量避免去闹市区散步。这些地方空气中汽车尾气含量较高，空气不够清洁。

2. 散步刚开始时将步子放慢一些，散步距离约 1 千米，身体适应后逐渐增加距离。孕中期的孕妈妈三餐饭后可以有 20~30 分钟快走。孕晚期的孕妈妈，三餐饭后改为 20~30 分钟散步。

3. 散步时穿舒适宽松的衣服，孕中、晚期最好由家人陪同一起散步，可以保证孕妈妈的安全。

4. 散步时应避免有坡度或台阶较多的地方，以免摔倒。

5. 孕妈妈每次散步之后最好给脚底做做按摩，可以促进身体血液循环、缓解疲劳，同时，有效缓解孕晚期出现的下肢水肿。傍晚散步之后，睡前用热水泡脚，再按摩一下脚底，还能够有效提高睡眠质量。

6. 孕妈妈白天散步时要穿上合适的运动鞋，做好防晒，最好随身携带饮用水。

简单家务也是运动

怀孕期间，只要孕妈妈没有身体不适，可以做一些简单的家务，如擦拭家具、扫地、拖地等。孕妈妈做家务时要量力而行，不可攀高、举重物或者上窗台擦玻璃。

孕早期运动示例

左右颈拉伸

自然站立，两脚与肩同宽，左手伸平，左手掌向下压，头往右侧歪，感受肩部和颈部的拉伸，保持 20 秒，保持匀速呼吸，这个动作有助于缓解肩部和颈部的肌肉紧张。
同样，右手掌向下压，头往左歪，坚持 20 秒。

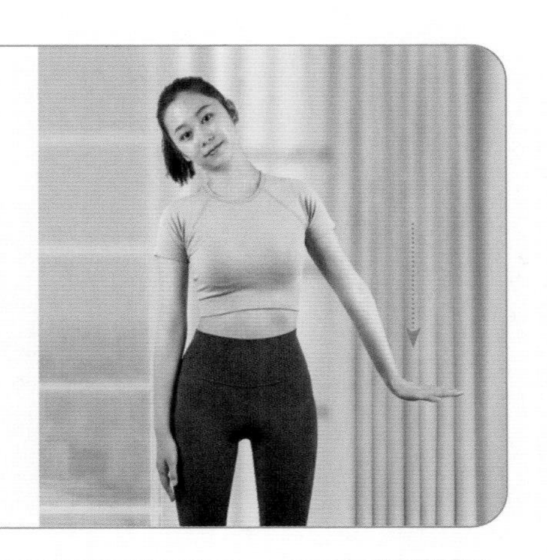

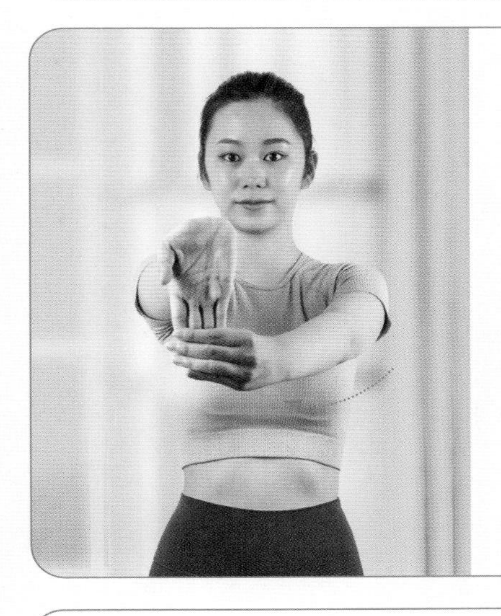

左小臂前侧拉伸

自然站立，两脚与肩同宽，右手向前伸出，手掌向外，手指向下，左手抓住右手手指，保持 20 秒。
同样，左手向前伸出，手掌向外，手指向下，右手抓住左手手指，保持 20 秒。

左右肩后侧拉伸

双脚站立与肩同宽，将右手水平伸向左侧，左手套住右臂肘关节处，右臂渐渐向后侧用力，同时头转向右侧，与伸出去的手掌方向相反。这个过程躯干保持面向前方，保持 20 秒。
同样，左肩后侧拉伸，注意头转向反方向，躯体不动。

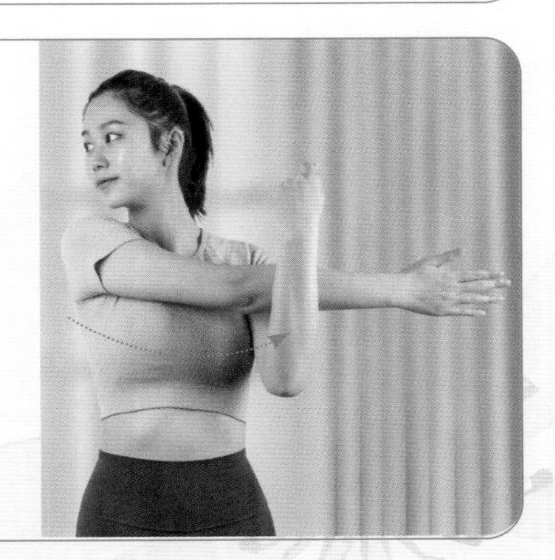

注：模特仅提供动作示范，孕妈妈运动还需在专业人士指导下开展。

孕中期运动建议

在自然分娩过程中，子宫的收缩频率和强度会因孕妈妈的体质而有不同，一般来说，经常运动的孕妈妈子宫更有弹性，子宫收缩力度也会更快，同时胎宝宝的体重也会更合适。

运动强度适当增加

孕中期的运动主要选择强度适中的伸展运动和有氧运动。此时，胎盘已经形成，流产的概率降低。孕妈妈的身体相对还没有很笨拙，这时候是运动的最佳时间。

孕中期选择运动时，以缓解孕期不适，增加肌肉力量为主，运动强度稍大的动作结合舒缓的放松运动交替进行，可使孕妈妈轻松舒畅地度过孕期。

孕期相对安全的运动

散步：整个孕期都适合。

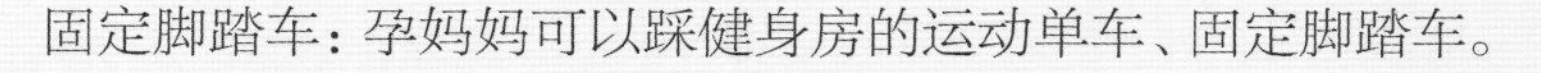

固定脚踏车：孕妈妈可以踩健身房的运动单车、固定脚踏车。

孕期瑜伽：选择适合孕期的动作，避免高难度动作。

孕期健美操：孕妈妈应选择节奏较缓、动作平稳的健美操。

不适合做运动的孕妈妈

并不是所有孕妈妈都适宜运动，如果有以下情况，孕妈妈要谨慎运动。

曾有过有早产、反复流产史、宫颈机能不全病史的孕妈妈；怀孕初期即出现高血压的孕妈妈；有慢性基础性疾病，比如心脏病、肾脏泌尿系统的疾病、肺部疾病、血糖调控不佳的1型糖尿病、严重贫血、身材过瘦等，这类孕妈妈除了不适于运动，还要注意休息，避免劳累。

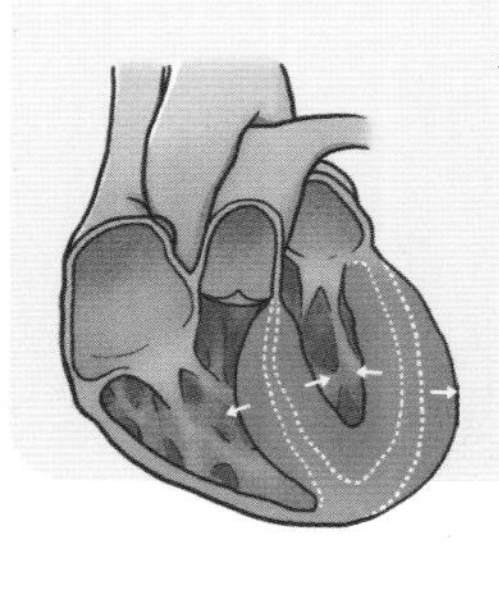

孕中期运动示例

侧腰放松

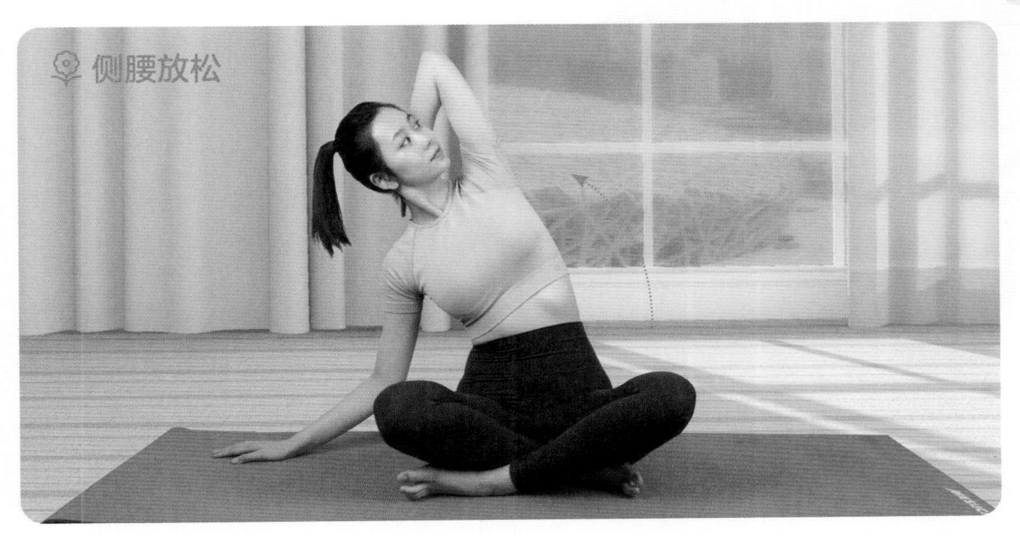

坐下，后背挺直，双腿盘起。吸气，抬起左手，手掌心扶住后脑勺，背部挺直。
呼气，身体慢慢地向右倾斜，右手扶地，眼睛向左上方看。
臀部坐稳，慢慢伸展右侧腰部，保持自然顺畅呼吸。
吸气时慢慢打开手。呼气时放下。反方向同样。

大腿内侧拉伸

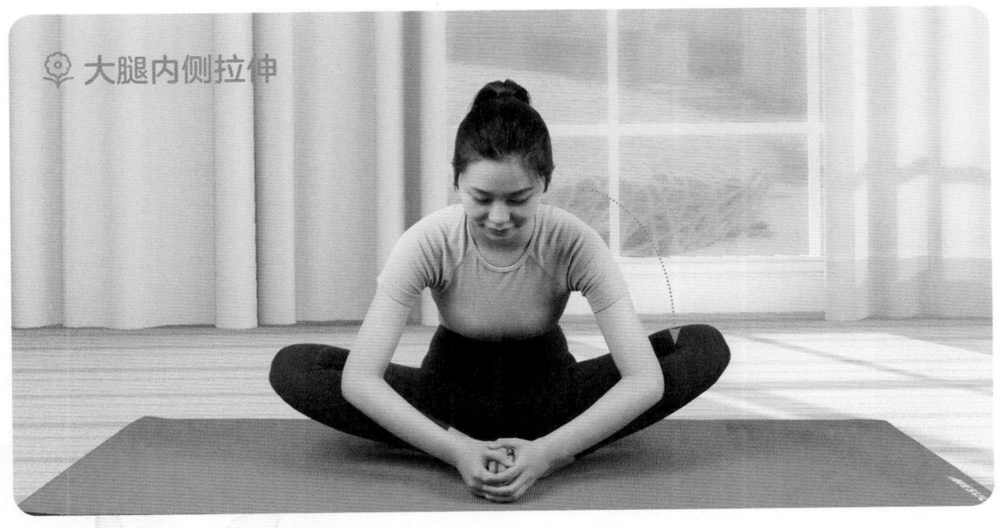

后背挺直，坐下，两脚脚掌相对。双手十指相扣，抓住脚趾，保持背部挺直。
吸气，脊柱向上延伸，慢慢地抬起头。呼气时弯曲手肘，慢慢将身体前倾，感受大腿内侧的伸展。
伸展时，以不压到肚子为限。轻轻将手肘放下来，脖子放轻松。

孕晚期运动建议

怀孕晚期，孕妈妈容易产生疲惫感，而且行动越来越不便。孕妈妈在孕晚期适当锻炼身体，有助于缩短产程，对自身的身体健康有益。合适的运动不仅可以缓解身体不适，还有助于分娩。

运动注意安全

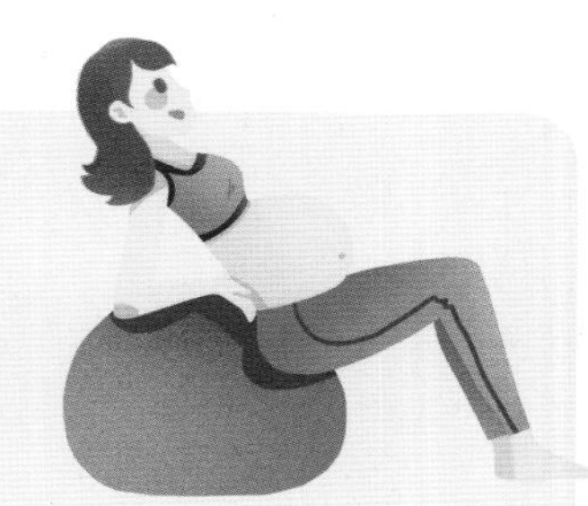

孕晚期，重心的改变导致孕妈妈平衡能力下降，身体前后方向姿势控制不稳定，因此，运动时一定要注意安全。

孕晚期除了可以进行散步、固定式脚踏车运动、顺产体操等运动。还应每天都进行盆底肌肉训练。

凯格尔运动

骨盆底的肌肉托着膀胱、子宫和肠道，包围着尿道、阴道和大肠。在自然分娩的时候，孕妈妈需要通过控制盆底肌肉群把胎宝宝从子宫中“推出来”。在孕晚期锻炼盆底肌有助于分娩，减少分娩对骨盆、下背部和腹部肌肉的损伤。

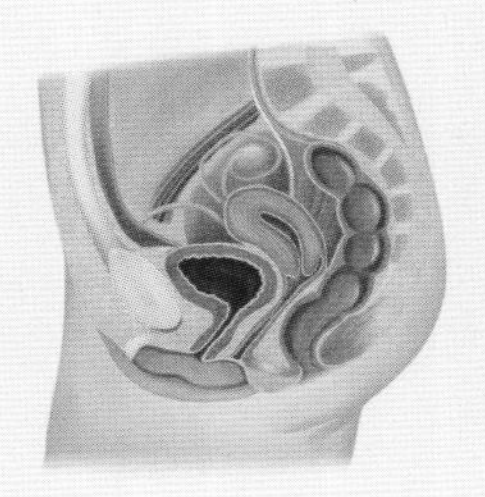

锻炼方法：收紧阴道周围的肌肉，就像努力憋尿一样，保持收紧状态，从 1 数到 4，然后放松，如此重复 10 次，每天坚持做 3 次。

孕晚期运动示例

站姿髋部提转式

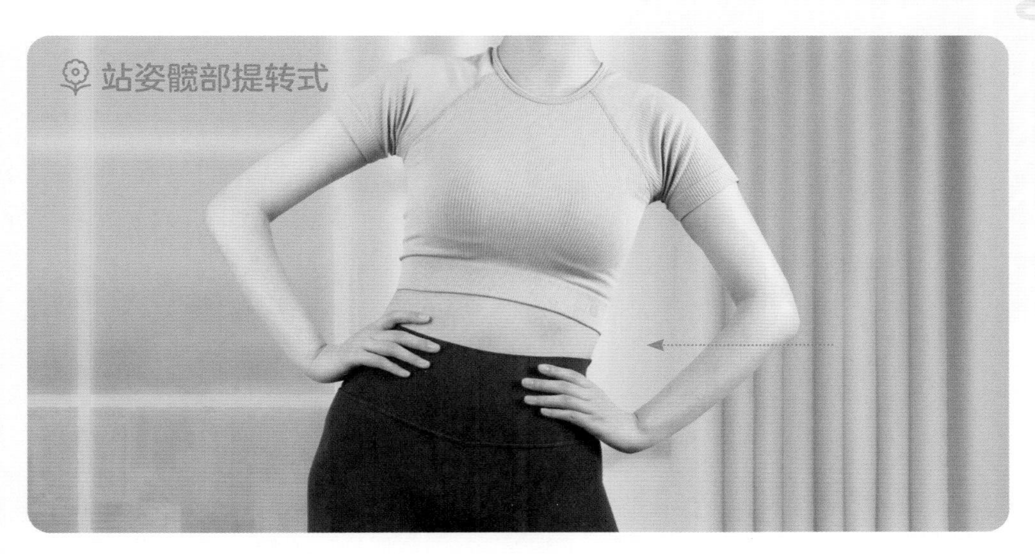

双脚分开，与肩同宽，膝盖微微弯曲，双手放在腰部。
将髋部轻轻地向右推，身体放松。然后向左推，自然呼吸。
重复动作，将注意力放在腰部。轻轻向前推，眼睛看向肚子。
先后推，再向前。轻轻绕圈。

放松腰部

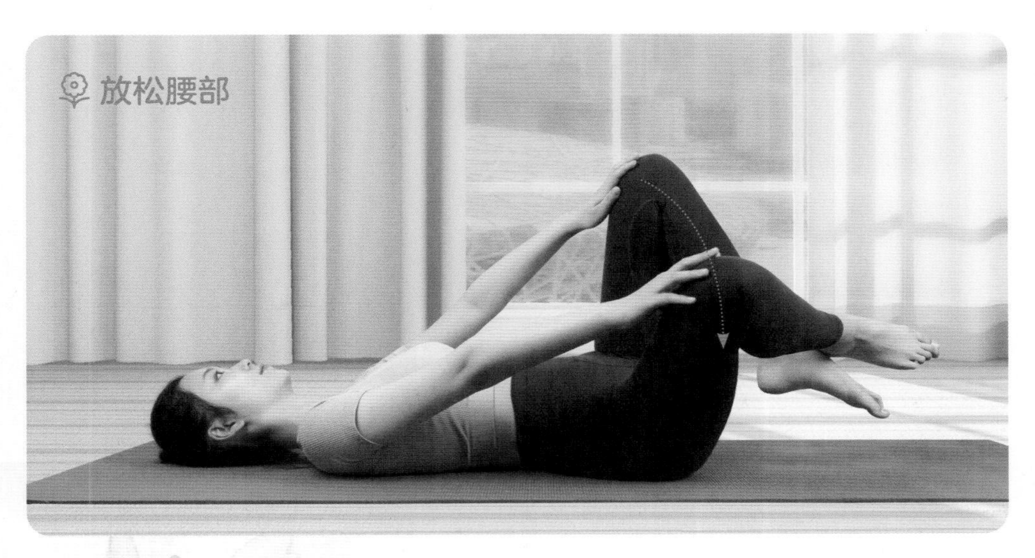

身体平躺，如图抬起双腿，双手扶住膝盖，不要压迫到肚子。膝盖慢慢分开。
吸气，将身体轻轻地向右推动，让右手臂接触地面，呼气，回到中间。
呼气，向左侧摇摆。吸气回正，呼吸再到右侧。

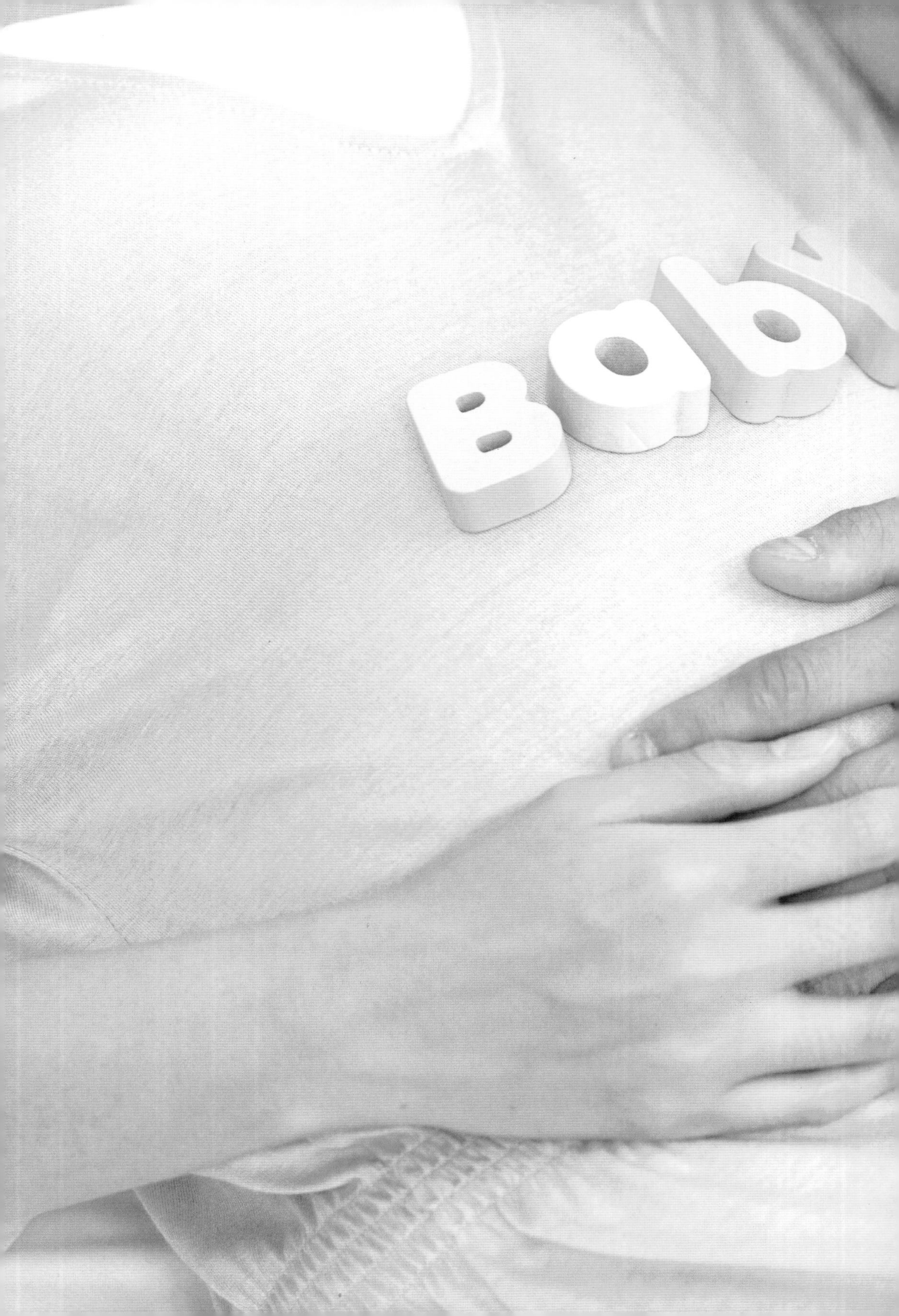

第三章 科学膳食指南，长胎不长肉

平衡膳食不仅对胎宝宝生长发育至关重要，对孕妈妈自身的健康也大有裨益。怀胎十月，不同时期孕妈妈营养需求的侧重点不同。本章将详细介绍在不同妊娠期孕妈妈饮食重点以及孕期饮食中的注意事项，帮助孕妈妈营养健康地度过整个孕期。

女性备孕前准备

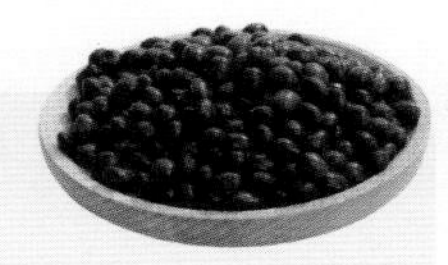

补钙

钙是形成骨骼与牙齿的主要成分，是胎宝宝发育过程中不可缺少的。怀孕后母体要供给胎宝宝大量的钙，因此备孕期间可以多吃含钙的食物。

孕前每日需钙量为 600~800 毫克，相当于 1 杯牛奶加 300 克豆腐的量。

含钙食物：黑豆、木耳、牛奶等。

补维生素

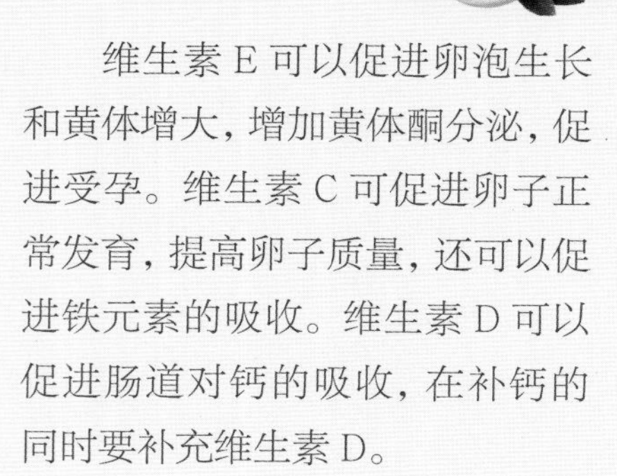

维生素 E 可以促进卵泡生长和黄体增大，增加黄体酮分泌，促进受孕。维生素 C 可促进卵子正常发育，提高卵子质量，还可以促进铁元素的吸收。维生素 D 可以促进肠道对钙的吸收，在补钙的同时要补充维生素 D。

补铁

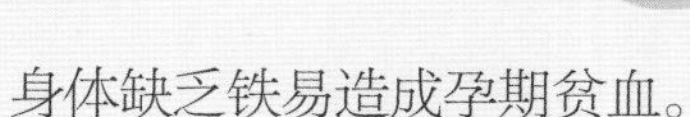

身体缺乏铁易造成孕期贫血。

食物中的铁：蛋黄、海带、紫菜、木耳、猪肝、猪血等。

补锌

锌对胎儿脑的发育起着不可忽视的作用。

含锌食物：海带、鱿鱼、核桃、瘦肉等。

补叶酸

叶酸对胎儿的健康发育起着很大的作用，叶酸缺乏，有可能导致胎宝宝大脑发育不完整或者出现畸形，最好在怀孕前三个月就要摄入充足的叶酸。

孕前运动

如果备孕女性体重超标，应孕前控制饮食，争取将体重减到标准体重后再怀孕。推荐进行一些有氧运动，如瑜伽、散步、游泳、慢跑、普拉提等。一般一周至少 3 次，每次时间在 30 分钟左右即可。

男性备育前准备

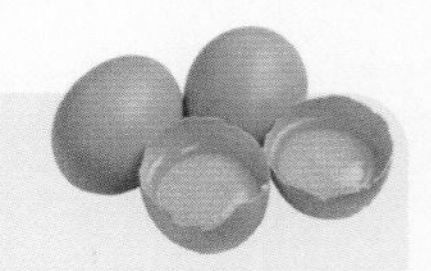

补蛋白质

蛋白质是细胞的重要组成部分，也是生成精子的重要原材料。合理补充蛋白质，有助于协调备育男性内分泌功能，提高精子的数量和质量。男性蛋白质每天摄入量为 65~70 克。

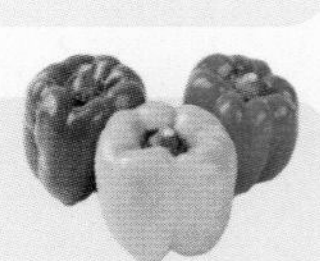

补维生素

维生素 C 能够增加精子的数量和活性，减少精子受损风险，推荐每天摄入 100 毫克。维生素 E 能提高男性体内雄性激素水平，每天摄入 14 毫克 α－生育酚当量的维生素 E。维生素 A 是生成雄性激素的必需物质，推荐每天摄入 800 微克。

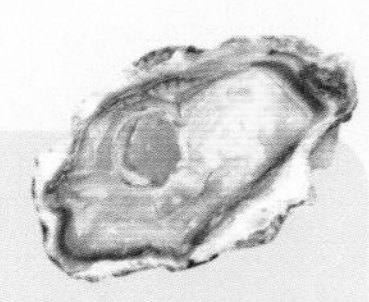

补锌

精子的数量和活性与体内锌含量呈正相关。补锌能够让男性更好地进入到备孕最佳状态。备育男性每天可摄入 12~15 毫克的锌，富含锌的食物，如生蚝、扇贝、牡蛎、蛤喇等海产品类，动物肝脏类，坚果类，瘦肉类，燕麦等。

补叶酸

男性也需要补充叶酸，多吃富含叶酸的食物可降低染色体异常的精子比例。精子成熟周期约为 3 个月，备育男性需要提前 3 个月补充叶酸。

孕前戒烟戒酒

如果备育男性有抽烟、喝酒的习惯，无疑会对精子的数量和质量产生影响，对受孕也会有严重影响。香烟中的有害物质能干扰睾丸及附睾的正常功能，影响精子的生长发育，使精子数目下降，活动能力降低，也容易导致精子畸形。酒精对人体肝脏和男性睾丸都有直接的影响。

如果夫妻正在备孕，备育男性要戒掉烟酒一段时间才可以进行受孕。男性精子成熟周期是3个月，因此备育男性应当在准备怀孕3个月之前戒烟戒酒。

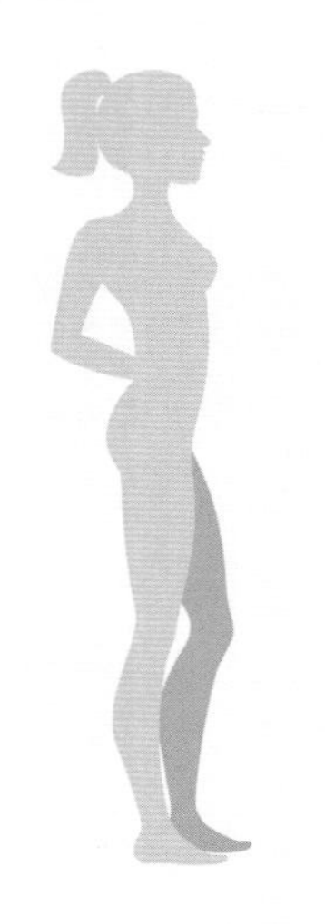

叶酸补起来

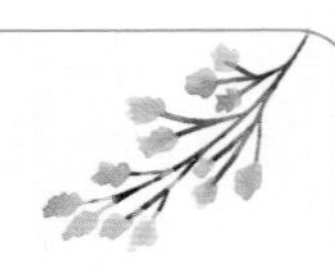

孕 1 月

孕前要补叶酸，孕后还要继续补充。我国从 1993 年就已经开始推广叶酸，女性从备孕期间至怀孕后 3 个月，应该每天服用 0.4 毫克(也就是 400 微克)叶酸补充剂。建议叶酸的补充最好持续整个孕期，甚至坚持到哺乳期结束。

叶酸在日常食用的食物中也存在，富含叶酸的食物有深绿色蔬菜、豆类制品、动物肝脏等。备孕女性，和孕期、哺乳期女性可以先从食物中摄入叶酸，然后搭配适量的膳食营养补充剂。以下是提供 200 微克叶酸的蔬菜类食物搭配举例。

例一

食物	重量(克)	叶酸含量(微克)
小白菜	100	43.6
甘蓝	100	20.9
茄子	100	12.2
扁豆	100	49.6
合计	400	126.3

例二

食物	重量(克)	叶酸含量(微克)
韭菜	100	61.2
油菜	100	107.6
辣椒	100	69.4
丝瓜	100	8.3
合计	400	246.5

注：数据来自《中国食物成分表》标准版第 6 版(2018)

每天需要 230 微克的碘

中国营养学会建议从怀孕开始每天摄入 230 微克的碘。日常做菜时尽量选择碘盐。每天碘盐的食用量一般不超过 5 克，大约不满一个可乐瓶盖的量，可以提供 120~180 微克的碘元素，能满足一半以上身体对碘的需求。

另一方面，还可以从食物中获取碘。比如，含碘丰富的海产品，包括海带、紫菜、裙带菜等，每周吃一两次。产检时要关注尿碘检查的结果，让医生帮助判断是否需要额外使用含碘补充剂。

酒以及含有酒精的食物不要吃

饮酒对于孕妈妈是不安全的。在孕早期，饮酒的危险程度最高。孕期饮酒，酒精可以通过胎盘进入胎宝宝血液，阻碍其成长发育。受酒精影响，宝宝在出生后头颅和身体发育会比同龄儿童偏小，宝宝的眼睛、耳朵，以及肾脏甚至多个器官都可能会出现功能异常等。孕妈妈怀孕后，白酒、啤酒、红酒、果酒等都不能喝，包括酒酿、酒心巧克力等含酒精的食物也都要避免。

目前还没有明确的孕期酒精安全摄入剂量，孕期最好避免饮酒。如果孕妈妈不小心饮酒了，可以就具体情况咨询产检医生，进一步评估是否会对孩子造成影响。此后一定不再饮酒。

主动或被动吸烟都要远离

孕妈妈除了不能主动吸烟，还要拒绝二手烟、三手烟，发现身边有人吸烟时，最好及时制止或者远离。烟草中的尼古丁和烟雾中的氰化物、一氧化碳可能导致胎宝宝缺氧、发育迟缓。

孕期营养与健康

烟雾、酒精进入孕妈妈体内，容易导致胎宝宝发育异常，同时会增加母体患各种孕期合并症的风险。孕妈妈要严格杜绝接触烟酒。

孕期切记，不能暴饮暴食，不要摄入过多脂肪，因为这些行为可能会导致孕期急性肠腺炎的发生，对孕妇和胎儿而言危害性很高。

一周膳食食谱

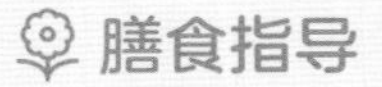

膳食指导

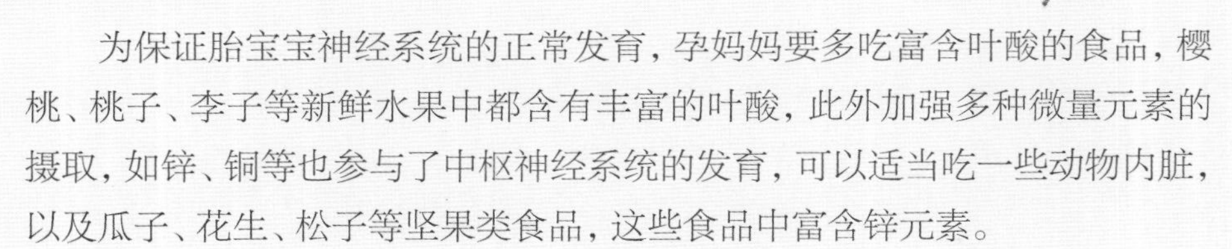

为保证胎宝宝神经系统的正常发育，孕妈妈要多吃富含叶酸的食品，樱桃、桃子、李子等新鲜水果中都含有丰富的叶酸，此外加强多种微量元素的摄取，如锌、铜等也参与了中枢神经系统的发育，可以适当吃一些动物内脏，以及瓜子、花生、松子等坚果类食品，这些食品中富含锌元素。

时间＼餐次	早餐	午餐	加餐	晚餐	加餐
第一天	牛奶 素馅包子 水煮鸡蛋	米饭 豌豆鳕鱼 蒜香空心菜	核桃	香菇饺子 紫菜蛋花汤 木耳炒山药	低脂牛奶
第二天	酸奶 藜麦杂蔬烩饭 拌莴笋	米饭 宫保鸡丁 腰果西蓝花	猕猴桃	小米粥 清炒菠菜（103 页） 香煎鳕鱼	银耳花生汤
第三天	芝麻糊 鸡蛋 青菜沙拉	米饭 香菇炒油菜 鸭血豆腐汤	草莓	百合粥 炝炒土豆丝（103 页） 蒜薹炒肉	果蔬汁
第四天	牛奶 全麦面包	米饭 蒜蓉茄子 鱼片汤	香蕉	馒头 五彩玉米羹 丝瓜金针菇	芝麻糊
第五天	红豆黑米粥（102 页） 鸡蛋 拌黄瓜	红豆饭 甜椒炒牛肉 什锦西蓝花	全麦面包	花卷 香干芹菜 紫菜豆腐汤	牛奶木瓜
第六天	黄豆豆浆 三鲜包子 拌海带丝	米饭 干贝汤 番茄炒鸡蛋 炒青菜	板栗	米饭 红烧鸡翅（102 页） 蔬菜沙拉	橙汁
第七天	苹果土豆泥 面包	香菇鸡肉面 拌菠菜	酸奶	米饭 多彩蔬菜羹 平菇肉片	苏打饼干

注：括号内页码代指相应食谱在本书中所在页码，后文同。

一日膳食计划

重点营养素：补充叶酸、蛋白质

补充期推荐：备孕期或怀孕初期

作用：预防胎宝宝神经管畸形

食材推荐：动物肝脏、芹菜、油菜、豆腐、芦笋、茄子、豆芽、菠菜等

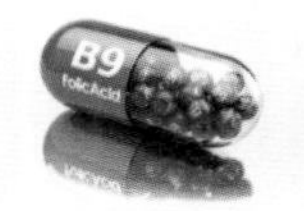

叶酸

蛋白质

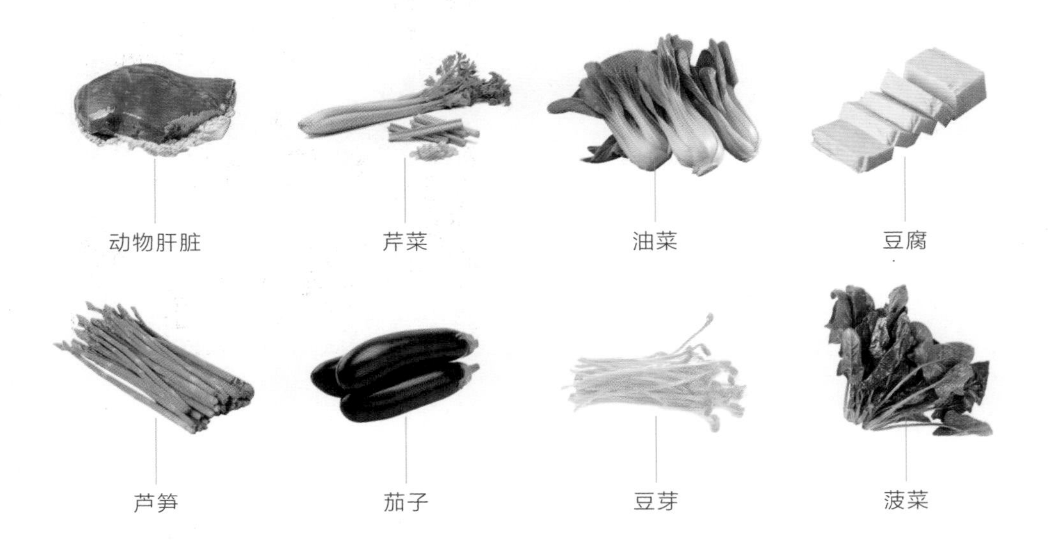

早餐

热豆浆 200 克

鸡蛋 50 克

全麦面包 70 克

凉拌豆芽 100 克

加餐：牛奶 250 毫升

中餐

米饭 100 克

红烧鸡翅根（鸡翅根100克）

清炒菠菜（菠菜 200 克）

炝炒土豆丝（土豆 100 克）

紫菜蛋花汤（紫菜 2 克，鸡蛋 1 个）

加餐：苹果（200 克）

晚餐

米饭 75 克

清蒸鲈鱼（鲈鱼 50 克）

香菇油菜（香菇 10 克，油菜 150 克）

营养食谱推荐

红烧鸡翅

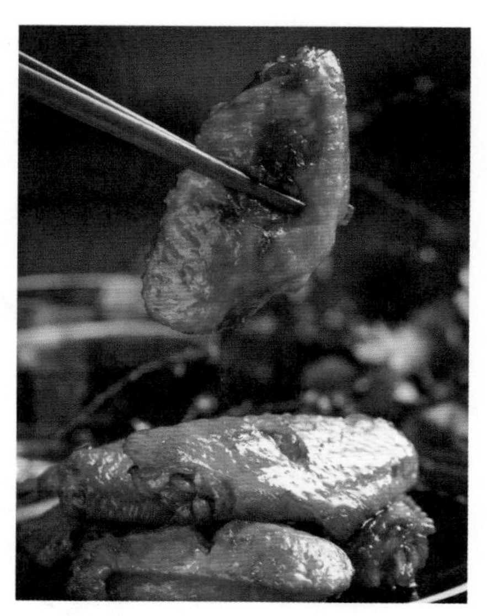

原料：鸡翅 100 克，八角 1 个，桂皮 1 小块，葱段、姜末、老抽、生抽、冰糖、油各适量。

做法：

1. 鸡翅洗净，过水焯烫 2 分钟。

2. 油锅烧热，放入鸡翅翻炒，放入葱段、姜末，倒入老抽、生抽使鸡翅均匀上色。

3. 倒入开水，没过鸡翅，加入八角、桂皮，大火烧开，汤汁浓稠时加入冰糖。

红豆黑米粥

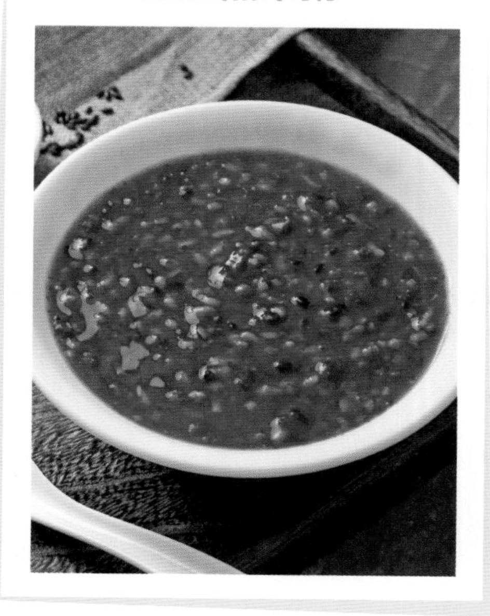

原料：红豆、黑米各 50 克，大米 20 克。

做法：

1. 红豆、黑米、大米分别洗净后，用清水浸泡 2 小时。

2. 将浸泡好的红豆、黑米、大米放入锅中，加入足量清水，用大火煮开。

3. 转小火，慢慢煮至红豆开花，黑米、大米熟透即可。

炝炒土豆丝

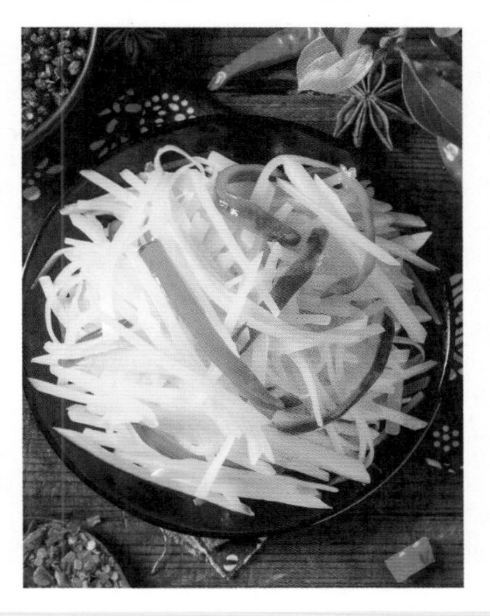

原料： 土豆200克，青椒1个，米醋、葱花、蒜片、香油、盐、油各适量。

做法：

1. 土豆洗净，去皮，切丝；青椒洗净，切丝。

2. 油锅烧热，放入葱花、蒜末爆香，倒入土豆丝、青椒丝大火翻炒。

3. 锅中放入醋，翻炒至土豆丝断生，出锅前加盐即可。

清炒菠菜

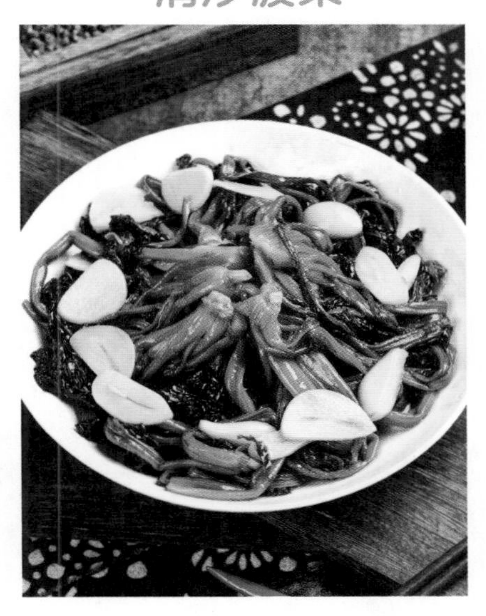

原料： 菠菜200克，蒜片、盐、油各适量。

做法：

1. 菠菜洗净。

2. 油锅烧热，放入蒜末爆香，放入菠菜，翻炒至断生，出锅前加盐即可。

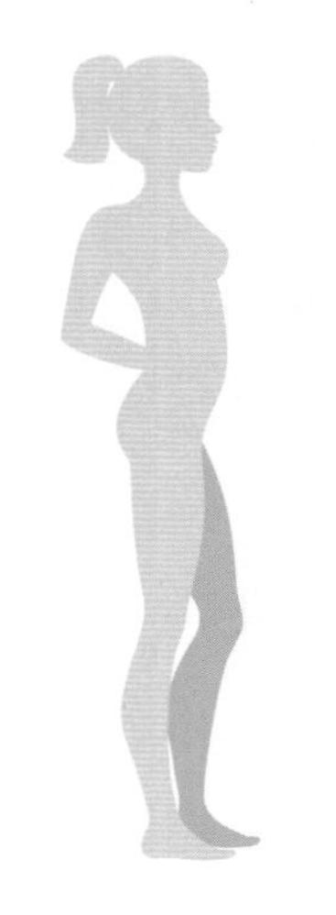

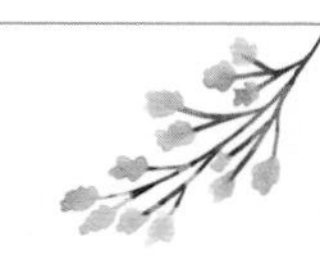

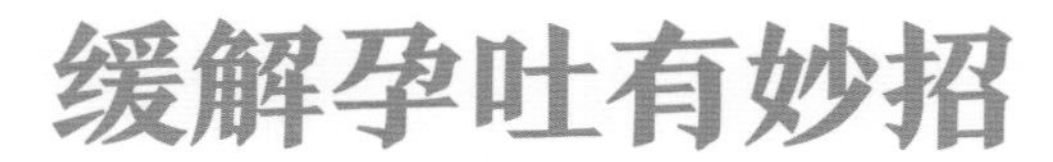

缓解孕吐有妙招

怀孕早期由于雌激素作用很多孕妈妈会出现恶心、呕吐、胃灼烧等不良反应，以下膳食措施有助于减轻早孕反应。

饮食尽量清淡，避免吃刺激性食物，如辛辣食品等。选择易消化的碳水化合物，严格限制油炸、油煎等高脂食物。早餐吃淀粉类食物，如小米粥、馒头等。少食多餐，在两餐之间加果汁饮料或水果。补充 B 族维生素。饭后散步，有利于胃液下降，不向上逆流。

孕 2 月

每天不低于 130 克碳水化合物

孕早期，如果碳水化合物摄入不够，母体会消耗身体现有的脂肪来维持每日能量所需。过多的脂肪代谢会让血液里的酮体浓度升高，对胎宝宝的大脑和神经系统发育造成伤害。

建议孕妈妈每天摄入 200 克，至少不低于 130 克的碳水化合物，米饭、馒头、面条、土豆、红薯、栗子等都可以选择。比如：每天 100 克米饭 +50 克面条 + 其他喜欢的蔬菜水果。如果孕妈妈因孕吐反应食欲下降，可以选择容易消化的白米粥，或是一份全麦面包，一个甜玉米等，都是不错的选择。

添加全谷物和杂豆类食物

全谷物指未经精细加工，保留了完整谷粒所具有的天然营养成分的食物。杂豆指除大豆外的其他豆类，包括红豆、绿豆、花豆等。

全谷物食物相比精制谷物含有更多的 B 族维生素、矿物质、膳食纤维等营养成分。杂豆蛋白质含量较高，同时富含钙、铁等矿物质元素。推荐孕妈妈每天吃全谷类和杂豆类食物 50~150 克，相当于一天谷物摄入量的 1/4~1/3。

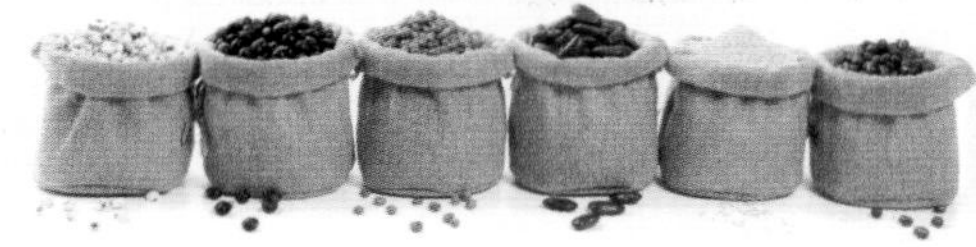

营养素补充剂推荐国内产品

有的孕妈妈会觉得国外的产品比国内好，专门挑选国外的营养补充剂，这可能是一种误区。

首先，国内市场上常见的营养素补充剂，如果经过国家药品食品监督管理局批准上市，一般都值得信赖。

其次，中国人的种族特点、饮食习惯等与国外不同，国内生产的补充剂成分构成也与国外产品存在较大差异。比如，某产品的国内版与国外版比较，没有加入碘元素及硒元素，而增加了维生素 A 的含量以及磷元素。这些改变并不是因为国外版的药品生产更科学，而是根据我国人群特点，结合相关国家标准进行了调整，可以说更加适合我国孕妈妈的孕期需求，也更加安全、合理。

孕妈妈在有补充营养素的需要时，推荐首选国内产品，除非特殊情况，如医生指导下再考虑国外的产品。

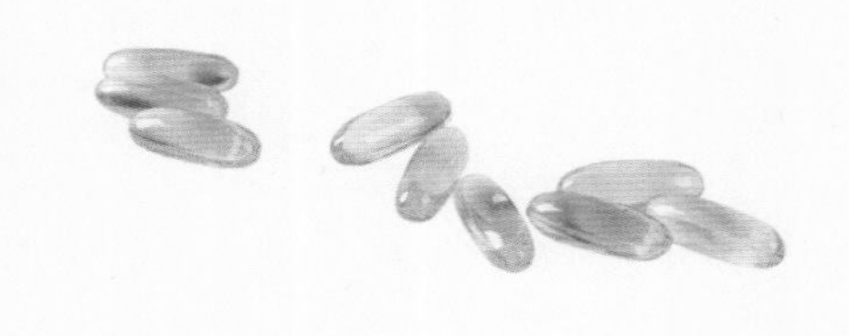

水果虽好，不宜过量

不少孕妈妈偏爱吃水果，甚至还把水果当蔬菜来吃，认为这样既可以充分补充维生素，还能使将来出生的宝宝皮肤干净白皙、健康漂亮，其实，这是片面、不科学的。

水果中含丰富的维生素，但水果也不能吃太多，最多一天也不宜超过 400 克。有的水果含糖量很高，特别是对于基础体重偏重的孕妈妈，吃太多的话会导致体内血糖升高，易引发妊娠期糖尿病。

孕期营养与健康

孕期不同阶段要有智慧地选择不同的水果。

孕早期吃补叶酸的水果。建议吃橘类水果（如橘子、柚子、甜橙、柠檬）、猕猴桃、香蕉等。

孕中期吃多样水果。建议孕妈妈吃水果的品类越丰富越好，有利于摄入多种营养。

孕晚期吃低糖水果。建议吃草莓、柚子等含糖量较低，维生素丰富的水果。

一周膳食食谱

膳食指导

孕妈妈如有早孕反应可以一天分五六餐，甚至可以想吃就吃。早餐一定要吃，而且要有营养，但油条、炸糕等食物要避免食用。孕妈妈可以吃一些缓解孕吐的食物，如烤面包、饼干、大米或小米稀饭及营养煲粥，或使用柠檬、脐橙、菠萝等做食材来烹煮，以增加食欲。

餐次 时间	早餐	午餐	加餐	晚餐	加餐
第一天	牛奶 素菜包 秋葵蒸鸡蛋	米饭 西芹炒百合 虾仁豆腐	圣女果	大米红枣粥 糖醋银耳 香菇木耳炒牛肉（109页）	低脂牛奶
第二天	无糖豆浆 半个玉米 鸡蛋拌黄瓜	米饭 冬笋拌豆芽 鲤鱼木耳汤	猕猴桃	杂粮粥 丝瓜金针菇 肉末炒豆角	柠檬汁
第三天	燕麦南瓜糊 鸡蛋拌海带丝	豆腐馅饼 什锦西蓝花 麻油猪肝	开心果	二米饭 香菇炒油菜 黄豆猪蹄汤（109页）	果蔬汁
第四天	全麦面包 橙汁酸奶 鸡蛋	发糕 番茄炒山药 三杯鸡	香蕉	二米饭 红烧鳝鱼 糖醋莲藕	芝麻糊
第五天	南瓜燕麦粥 鸡蛋 蔬菜什锦	香菇鸡汤面 炒菜花	全麦面包	花生紫米粥 豌豆炒鸡丁 炒娃娃菜	牛奶 木瓜
第六天	黄豆豆浆 全麦面包 清炒紫甘蓝	荞麦青菜面 小炒牛肉	甘蔗姜汁	馒头 茄汁菜花 凉拌鸡胸肉丝	梨
第七天	牛奶 什锦沙拉 培根三明治（108页）	三鲜馄饨 芦笋虾仁	酸奶	麻酱黄瓜丝拌面 豌豆鳕鱼块（108页）	苹果

一日膳食计划

重点营养素：维生素 B_6、维生素 A

补充期推荐：怀孕初期

作用：维生素 B_6 可以缓解妊娠反应，维生素 A 有助皮肤、肠胃及肺部的健康

食材推荐：富含维生素 B_6 的食物，如各种肉类、全谷类

富含维生素 A 的食物：橙黄色和绿色蔬菜水果，如胡萝卜、番茄、草莓、菠菜、韭菜、油菜等

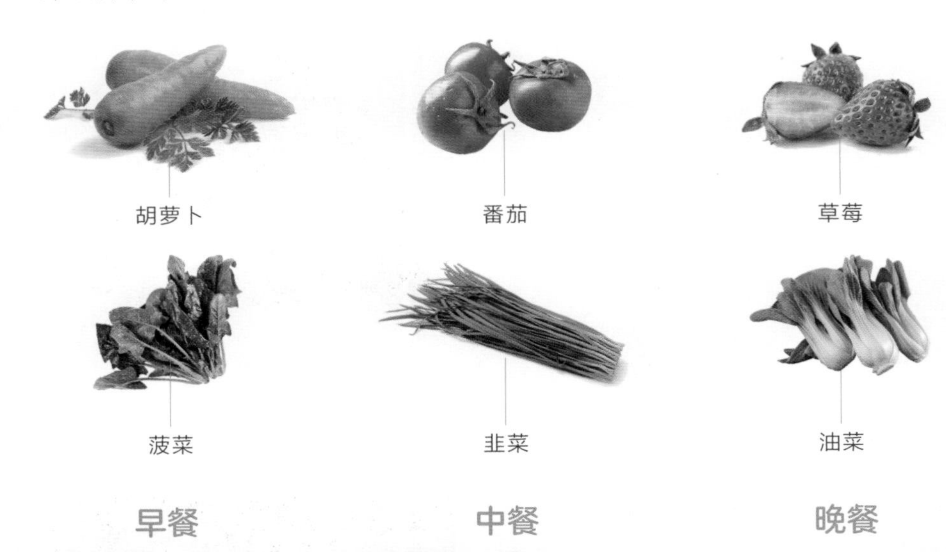

早餐

培根三明治（面包 100 克，鸡蛋 1 个）

牛奶燕麦粥（牛奶 100 毫升，燕麦 20 克）

蔬菜沙拉（蔬菜 100 克）

加餐：香蕉（150 克）

中餐

米饭（大米 100 克）

豌豆鳕鱼块（鳕鱼 100 克，豌豆 50 克）

西蓝花拌木耳（西蓝花 100 克，木耳（干）10 克）

加餐：核桃（核桃 25 克），酸奶 150 毫升

晚餐

馒头（50 克）

黄豆猪蹄汤（猪蹄 1 个，黄豆 30 克）

凉拌藕片（藕片 100 克）

营养食谱推荐

豌豆鳕鱼块

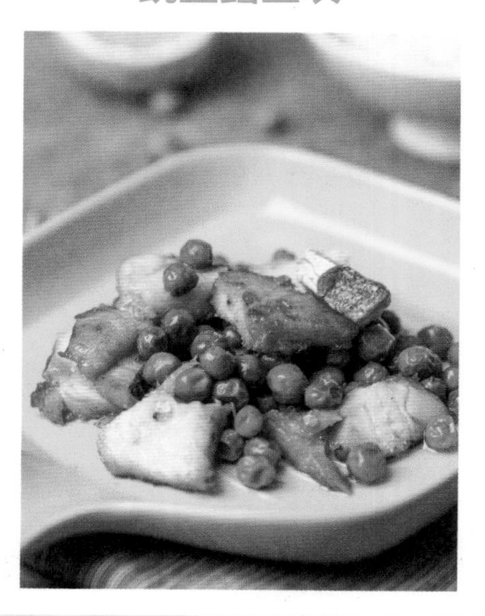

原料：豌豆 100 克，鳕鱼 200 克，姜片、料酒、盐、油各适量。

做法：

1. 鳕鱼洗净，去皮、去骨，切丁；豌豆洗净。
2. 用料酒、姜片把鳕鱼丁腌制 30 分钟。
3. 锅中放油，倒入豌豆煸炒出香味，再倒入腌好的鳕鱼丁，炒至熟透。
4. 最后放入盐调味即可。

培根三明治

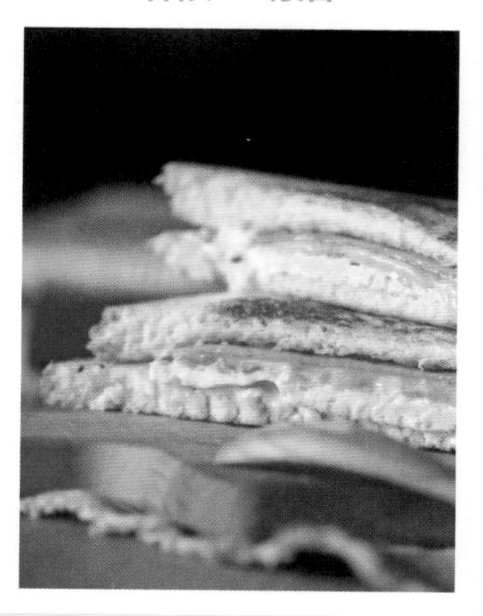

原料：吐司 2 片，鸡蛋 1 个，奶酪 2 片，培根、黑胡椒、沙拉酱各适量。

做法：

1. 油锅烧热，打入鸡蛋煎熟。
2. 在一片吐司上依次铺上鸡蛋、奶酪片、培根，涂抹沙拉酱，盖上另一片吐司，切成三角形，将烤箱预热至 150℃后放入，烤 5 分钟即可。

香菇木耳炒牛肉

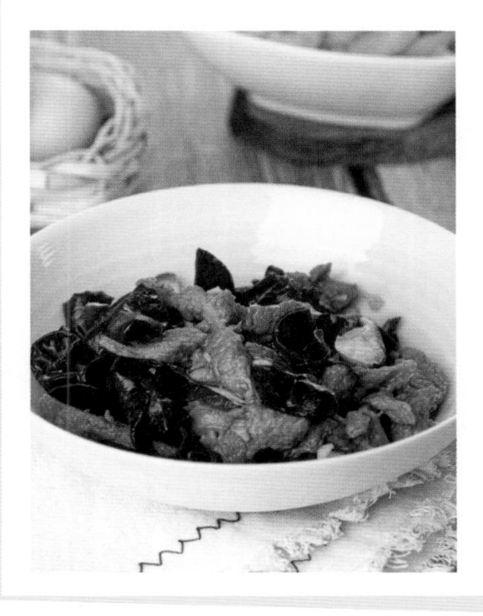

原料：牛肉200克，木耳、香菇、蒜末、酱油、料酒、油各适量。

做法：

1. 牛肉洗净，切条，加入酱油、料酒腌制30分钟。
2. 木耳洗净泡发，撕成小朵；香菇洗净，切片。
3. 锅中倒油，烧热后，放入蒜末爆香，加入腌制好的牛肉，炒至变色，加入木耳和香菇，炒至断生，出锅前加盐即可。

黄豆猪蹄汤

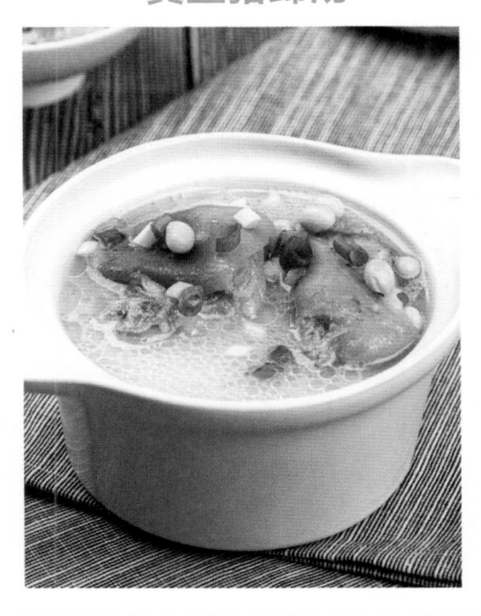

原料：新鲜猪蹄1个，黄豆50克，葱丝、姜片、盐各适量。

做法：

1. 猪蹄处理干净；黄豆洗净，浸泡2个小时。猪蹄放入冷水煮开，撇掉浮沫，再次洗净。
2. 猪蹄放入砂锅中，加适量水没过猪蹄，放入黄豆、姜片、料酒。
3. 大火烧开，转小火煮至猪蹄酥软，出锅前撒入葱花，适量盐即可。

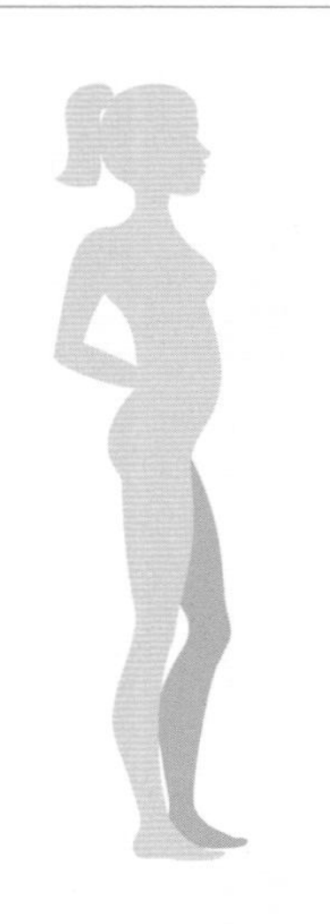

孕 3 月

平衡膳食，饮食多样

胎宝宝的生长发育需要多种营养元素，孕妈妈怀孕以后饮食结构要改变。建议每天平均摄入 12 种食物，每周 25 种以上。每天的饮食中，肉、蛋、奶、蔬菜、谷物，都必不可少。

饮食多样化听着复杂，但是做起来很简单。同类食物经常互换是保持食物多样的好方式，这样既保持对食物的新鲜感，又有利于丰富每天餐桌的食物品类。孕妈妈享受不同食物的色、香、味，有助于打开胃口，缓解孕吐带来的食欲不振。

孕期如何加餐

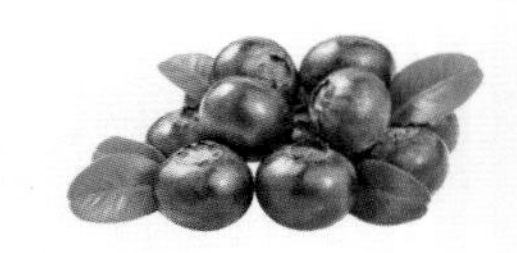

孕妈妈总是感觉吃不饱的情况在孕期很常见，这就需要在三餐之后再加餐。每天的加餐建议选择水果、牛奶、坚果、酸奶等食物。还要注意加餐的量，尤其是水果。水果含糖量高，吃太多容易得妊娠期糖尿病。

蔬菜加餐：推荐加餐食物，如番茄、黄瓜，它们能量低，孕妈妈饿了就可以吃。

水果加餐：猕猴桃最好选择绿心的，糖分比黄心的少。蓝莓升糖指数低，但一次不要吃太多，建议一次吃 30~60 克，即 10~20 颗。香蕉、哈密瓜、芒果、榴梿等这类糖分很高的水果要控制进食量，吃了之后最好到处走一走。每天的水果量控制在 200~400 克。

坚果加餐：坚果每天总量控制在 25 克左右。很多小包装的每日坚果既可以控制量又营养，孕妈妈可以选择其中的原味坚果。

睡前加餐：睡前加餐建议选择低热量的食物，如一两片全麦面包加一杯无糖酸奶或者蔬菜沙拉等。

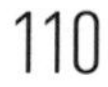

深加工食物，少吃或不吃

深加工食物如烧烤、油炸类或者饼干、糕点、熏肉、腊肠等，这些食物可能含有多种致癌物质，或者含有大量防腐剂、色素等添加剂。除了添加剂等问题，糕点类食物添加糖和饱和脂肪酸的含量都很高，经常吃容易使孕期体重超标。如果孕妈妈想吃，在确保卫生的前提下偶尔吃上一点儿是可以的。

含咖啡因的饮品，需要控制摄入量

有关咖啡因对孕妈妈及胎宝宝健康的影响，学术上还存在较多的争议，临床上也缺乏统一的标准。由于现有研究存在一定的局限性和不一致性，临床决策支持系统给出的建议：从备孕开始到哺乳期结束，女性每天咖啡因的摄入量不超过300毫克，最好能够低于200毫克。

含咖啡因饮品类型	容量	咖啡因含量（毫克）
速溶咖啡	一杯（240毫升）	90~200
浓缩咖啡	30毫升	47~75
低因咖啡	一杯（240毫升）	2~12
拿铁 / 摩卡	一杯（240毫升）	63~175
红茶	一杯（240毫升）	47
绿茶	一杯（240毫升）	25
可乐	360毫升	35
黑巧克力	30克	23
牛奶巧克力	30克	5

孕期营养与健康

并不是只有咖啡里面才含有咖啡因，绿茶、可乐、巧克力、奶茶中也有不同含量的咖啡因，有的甚至超过咖啡含量，选择时需要考虑咖啡因的累积摄入量。

一周膳食食谱

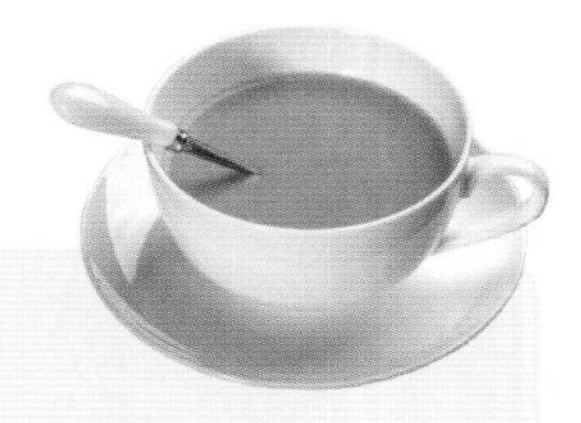

膳食指导

孕3月时还是会有早孕反应，所以饮食一般以清淡、容易消化的食物为主。对于一些没有早孕反应的孕妈妈来说，食物的数量上也没有必要增加太多，但种类要尽可能的丰富多样。适当增加粗粮的摄入，可以防止孕期便秘，还能防止体重增长过快。建议食用粗粮占全天主食总食量的1/3，甚至一半，但不要超过一半。孕早期体重不宜增加太多，以免增加后期控制的难度。

餐次 时间	早餐	午餐	加餐	晚餐	加餐
第一天	牛奶 水煮鸡蛋 生菜沙拉	米饭 香菇鸡煲 炒茭白	芒果	小米红枣粥 木须肉 番茄炒菜花	木瓜
第二天	芒果西米露 香煎吐司 牛奶	二米饭 山药排骨汤 凉拌西蓝花(114页)	葡萄	牛肉馅饼 罗宋汤 上汤娃娃菜	胡萝卜 苹果汁
第三天	蛋炒饭 牛奶	肉丝汤面 凉拌黄豆海带丝 煎三文鱼	南瓜饼	杂粮粥 百合炒肉 菠菜魔芋汤	营养强 化饼干
第四天	红薯粥 蒸饺	韭菜盒子 山药蛋黄羹 莴笋肉片	猕猴桃 香蕉汁	南瓜包 蘑菇炒鱿鱼(115页) 冬瓜丸子汤	全麦 面包
第五天	南瓜小米粥(114页) 手卷三明治 煎蛋	米饭 红烧带鱼 糖醋莲藕	巴旦木	杂粮饭 海带排骨汤(115页) 蒜蓉金针菇	蜂蜜茶
第六天	黄豆豆浆 鸡蛋灌饼	孜然羊排 鸡蛋玉米羹 清炒白菜	橙子	小米粥 板栗黄焖鸡 平菇炒尖椒	黄瓜 芹菜汁
第七天	牛奶燕麦核桃粥 西葫芦饼	胡萝卜虾仁馄饨 韭菜炒鸡蛋 蜜汁豆干	核桃	大米粥 地三鲜 豆皮炒青椒	火龙果

一日膳食计划

重点营养素：锌

补充期推荐：备孕期或怀孕初期

作用：预防胎宝宝神经系统畸形，预防孕妈妈早产或流产

食材推荐：牡蛎、动物肝脏、肉类、鱼类、蛋黄、奶类、虾皮、紫菜、芝麻、蘑菇等

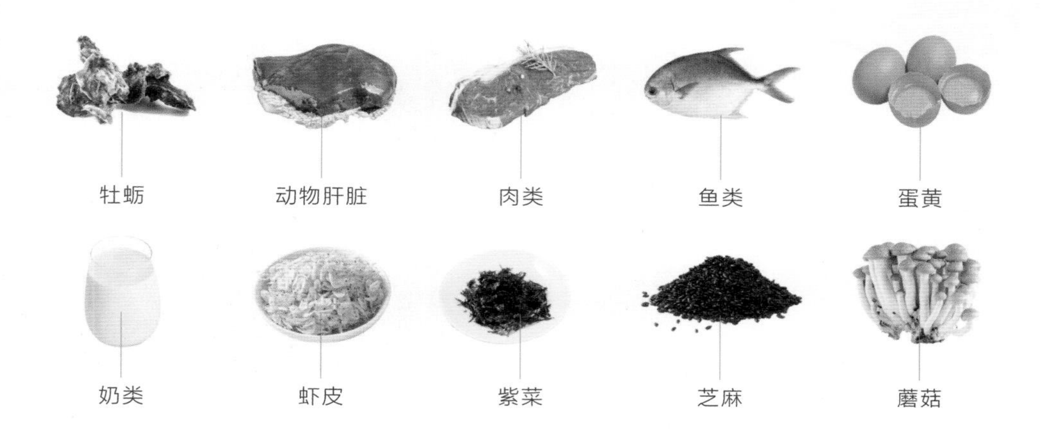

早餐

南瓜小米粥（小米50克，南瓜100克）

香菇油菜包（面粉50克，油菜50克，香菇10克）

凉拌黄瓜（黄瓜100克）

加餐：牛奶200毫升

中餐

大米（大米50克）

香菇鸡蛋汤（香菇50克，鸡蛋1个，香油10毫升）

凉拌西蓝花（西蓝花100克，胡萝卜50克）

红烧带鱼（带鱼100克）

加餐：酸奶200毫升
小面包50克

晚餐

米饭或花卷50克

凉拌西芹100克

蘑菇炒鱿鱼（蘑菇50克，鱿鱼100克）

海带排骨汤（海带50克，排骨100克）

营养食谱推荐

南瓜小米粥

原料：南瓜 100 克，小米 50 克。

做法：

1. 南瓜洗净，去皮，切小块；小米淘洗干净。

2. 南瓜块上锅蒸熟，碾成泥状。

3. 小米放入锅中加适量水，熬煮成糊状，放入南瓜泥，再煮 5 分钟即可。

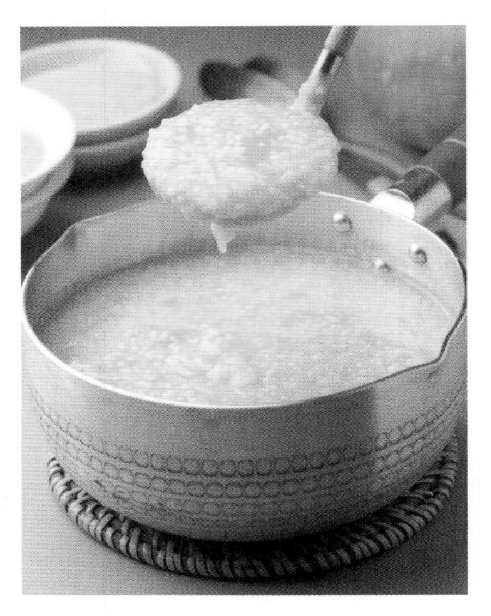

凉拌西蓝花

原料：西蓝花 100 克，胡萝卜 50 克，蒜末、生抽、米醋、白糖、白胡椒、白芝麻各适量。

做法：

1. 西蓝花洗净，切成小朵；胡萝卜切片。锅烧热水，倒入西蓝花和胡萝卜，焯至断生。

2. 油锅烧热，放入蒜末爆香，加入生抽、米醋、白糖和白胡椒拌匀。将酱汁倒入西蓝花和胡萝卜中拌匀，撒上白芝麻即可。

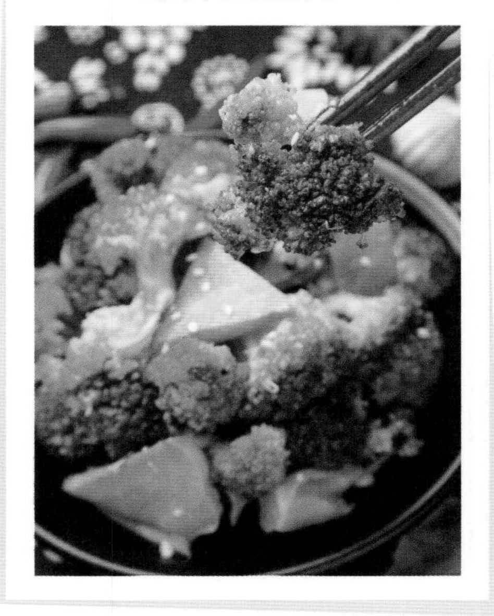

海带排骨汤

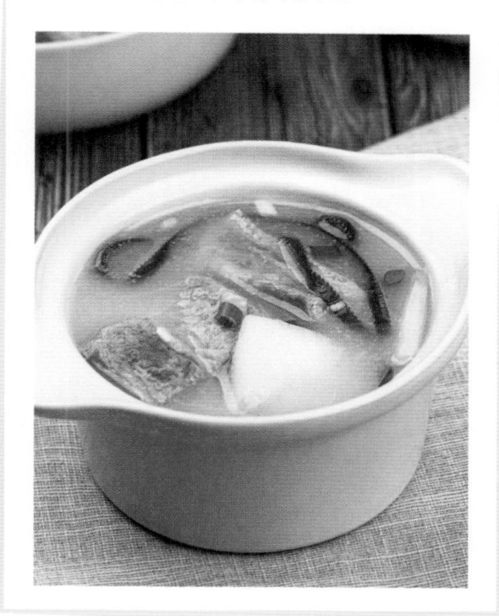

原料：排骨200克，鲜海带50克，冬瓜、姜片、盐、油各适量。

做法：

1. 排骨洗净，用开水焯去血水，沥干；鲜海带洗净，切段；冬瓜洗净，切片。
2. 油锅烧热，放姜片爆香，再放入排骨翻炒至五成熟。
3. 锅中加水没过排骨，放入海带、冬瓜片，大火煮开后转小火煮至肉软烂。
4. 出锅前加盐调味即可。

蘑菇炒鱿鱼

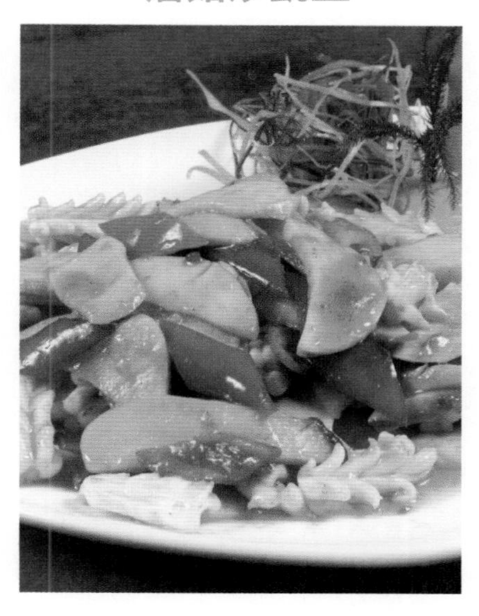

原料：鱿鱼200克，白蘑菇50克，青椒、红椒各20克，姜片、盐、油各适量。

做法：

1. 将鱿鱼洗净，切成块；青椒、红椒去籽，洗净，切成块。锅中放水烧热后倒入鱿鱼，卷起成花即可捞出。
2. 油锅烧热，放入姜片爆香，倒入蘑菇翻炒，放入鱿鱼继续翻炒，倒入青椒、红椒，翻炒至断生，出锅前加盐调味即可。

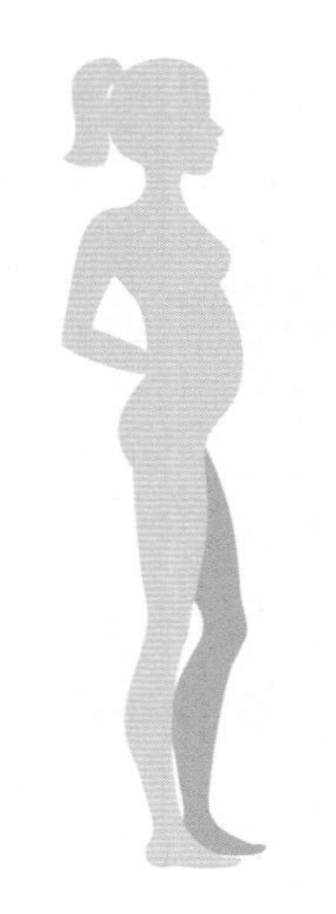

全面恢复食欲

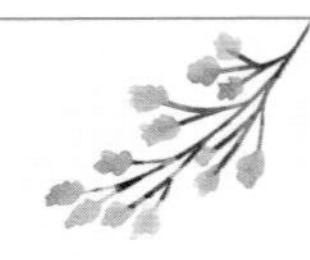

怀孕 4 个月，早孕反应已经消失，这个时候孕妈妈的食欲开始大增，胎宝宝也在快速发育。到了孕中期，胎宝宝发育加快需要更多的营养支持。同时，孕妈妈的基础代谢率逐渐增高，也需要吃更多的食物来满足母体基础代谢的需要。

孕妈妈营养需求量比孕早期有所增加。首先是对能量的需求，每天增加 300 千卡的能量。同时要注意补钙。胎儿骨骼的生长是在孕中期开始的，在孕晚期会出现最大量的钙质积聚。离子钙由母体向胎儿转运速度也由 50 毫克 / 天(20 周)增加到 330 毫克 / 天(35 周)。因此，补钙应从孕中期开始，每天摄入 1200 毫克的钙。

孕 4 月

补钙的好方法是喝牛奶

孕妈妈孕期要补钙，一方面是满足自身的需要，另一方面是源源不断地为胎宝宝的生长发育输入营养，喝牛奶就是一个好方法。

每天至少一杯热牛奶：每 100 毫升牛奶中约含有 100 毫克钙，这其中的钙不但最容易被吸收，而且磷、钾、镁等多种矿物质和氨基酸的比例也十分合理。每天喝 500 毫升牛奶，就能保证钙等矿物质的摄入。

选择适合自己的孕妇奶粉

孕妇奶粉是根据孕期特殊的生理需要而特别配制的，能全面满足孕期的营养需要。不喜欢喝牛奶，体重增长缓慢的孕妈妈可以通过每天喝一两杯孕妇奶粉来补充营养。

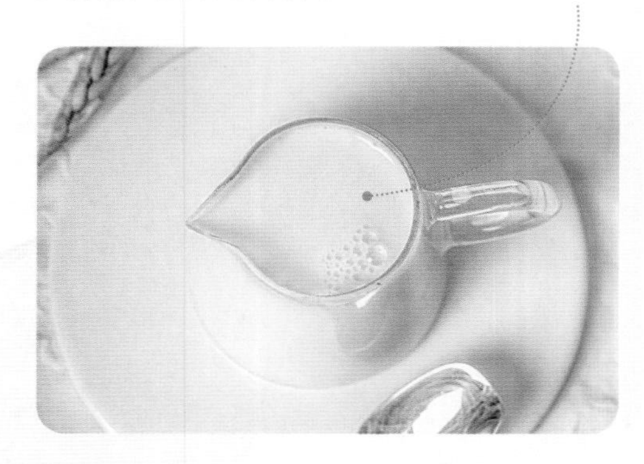

生的或没有全熟的食物不要吃

生鱼片、醉虾、醉蟹、半熟牛排、没有煮熟的鸡蛋，或者用生鸡蛋制作的提拉米苏等，这些没有完全熟透的食物，以及生奶、鲜榨果蔬汁、腌制海产品、熟肉制品等，容易含有各种病原微生物，比如沙门氏菌、李斯特菌、大肠杆菌、金黄色葡萄球菌等，孕妈妈吃了会有一定的风险。

要注意防范李斯特菌

以李斯特菌为例，这是一种比较厉害的致病细菌，能在低温环境中存活，家里的冰箱就容易滋生这种细菌。虽然李斯特菌感染健康成人的概率并不是很高，但是对于孕期孕妈妈而言，被感染的概率接近普通人群的 20 倍，感染后极容易导致流产、胎死宫内，或者引起新生儿败血症、脑膜炎等严重疾病，感染后新生死亡率高达 30%。

容易被忽略的“鲜榨果蔬汁”

生的食物中容易被大家忽略的“鲜榨果蔬汁”，喝了后可能有感染大肠杆菌和李斯特菌的风险。很多鲜榨果蔬汁没有严格杀菌消毒，很难保证绝对安全。现在有一种“HPP 瞬时高压灭菌技术”，可以不经过高温，在保证果汁口味的同时灭除有害物质。如果想喝果汁，可以尝试购买这种有“HPP”字样包装的产品。最好选择新鲜的水果、蔬菜，洗干净或者烹饪后食用，不仅营养还更安全。

孕期营养与健康

建议在孕期，肉、蛋、鱼、虾都需要加工到完全熟透后再食用；不要直接喝生奶，购买时认准包装盒上写着“巴氏消毒”或者“超高温消毒”的乳制品；还需要注意的是，冰箱里的食物不要直接拿出来就吃，除了可能含有刚才提到的各种病菌，太冰太凉的食物也容易刺激胃肠道，引起腹痛、腹泻等症状，最好把水果放到常温后再食用，饭菜加热到熟透后再食用。

一周膳食食谱

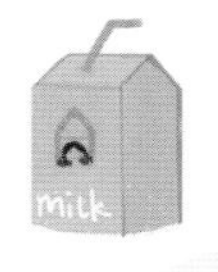

膳食指导

研究发现，如果孕妈妈怀孕时的饮食习惯不好，胎宝宝出生后也会有没胃口、消化吸收不良、偏食等表现。进入孕中期的孕妈妈要规律餐食，饮食多样化，同一种食物即便可口，有营养，也不要一次吃得太多，或一连几天大量食用同一种食品。胎宝宝即将进入长牙根时期，孕妈妈要多吃含钙的食物。

时间＼餐次	早餐	午餐	加餐	晚餐	加餐
第一天	小米粥 三鲜包子 鸡蛋	米饭 彩椒炒玉米粒 冬瓜炖排骨	开心果	二米粥 炒西葫芦 孜然鱿鱼	葡萄柚
第二天	芝麻烧饼 豆浆 小黄瓜	青菜面 焖牛肉 拌香椿	木瓜	二米饭 醋白菜 炒猪肝	强化营养饼干
第三天	玉米粥 包子 拌菠菜	杂粮饭 菠菜炒鸡蛋 白灼大虾	坚果	蒸紫薯 蒜蓉娃娃菜 葱爆牛肉（121 页）	牛奶
第四天	黑米粥 鸡蛋 小葱拌豆腐	烙饼 豆腐蛤蜊汤 烫生菜	苹果	蒸山药 蔬菜虾饺（121 页） 芹菜炒百合	全麦面包
第五天	牛奶 全麦面包 鸡蛋 拌番茄	米饭 咖喱鸡丁 干煸菜花	核桃	奶酪鸡蛋汤（120 页） 茴香合子 土豆烧牛肉（120 页）	蔬菜汁
第六天	红薯小米粥 鸡蛋 菜包	五谷饭 红烧鲤鱼 凉拌黄瓜	苹果 胡萝卜汁	南瓜粥 杏鲍菇炒肉丝 炝土豆丝	猕猴桃
第七天	豆浆 牛肉包 拌时蔬	馒头 番茄炖牛肉 蒜炒青菜	麦麸饼干	米饭 煎鳕鱼 排骨玉米汤	酸奶

一日膳食计划

营养重点：钙、维生素 D

补充期推荐：怀孕中、晚期

作用：预防孕妈妈骨质疏松，促进胎宝宝骨骼、牙齿发育

食材推荐：奶类、乳制品类、豆类及豆制品类、海产品类、蛋类

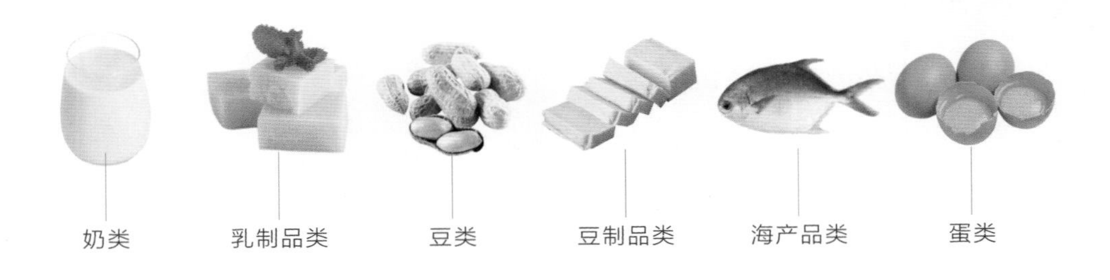

早餐

黑豆豆浆（黑豆、黄豆各 10 克）
全麦面包（面包 100 克）
凉拌黄瓜（黄瓜 100 克）

加餐：牛奶 200 毫升

中餐

蔬菜虾饺（面粉 100 克，猪肉 100 克，虾 50 克，玉米粒、胡萝卜各 50 克）
鲜菇鸡蛋汤（香菇 50 克，鸡蛋 1 个，香油 10 毫升）
荷塘小炒（荷兰豆 50 克，莲藕 100 克，胡萝卜 20 克，泡发木耳 30 克）

加餐：草莓 100 克，核桃 20 克

晚餐

阳春面（面粉 100 克）
手撕杏鲍菇（杏鲍菇 100 克）
葱爆牛肉（牛肉 100 克）

加餐：低脂牛奶 150 毫升

营养食谱推荐

奶酪鸡蛋汤

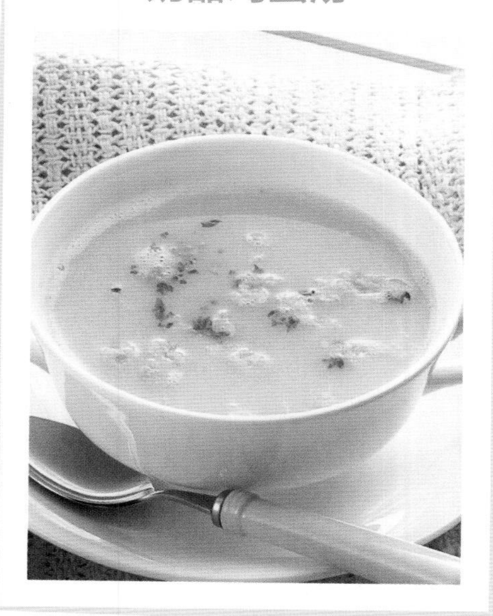

原料：奶酪 20 克，鸡蛋 1 个，西芹、胡萝卜各 100 克，高汤、盐各适量。

做法：

1. 西芹和胡萝卜洗净，切成末。
2. 鸡蛋打散成蛋液。
3. 锅内放适量高汤烧开，加盐调味，倒入蛋液和奶酪。
4. 锅烧开后，倒入西芹和胡萝卜末，再煮 3 分钟即可。

土豆烧牛肉

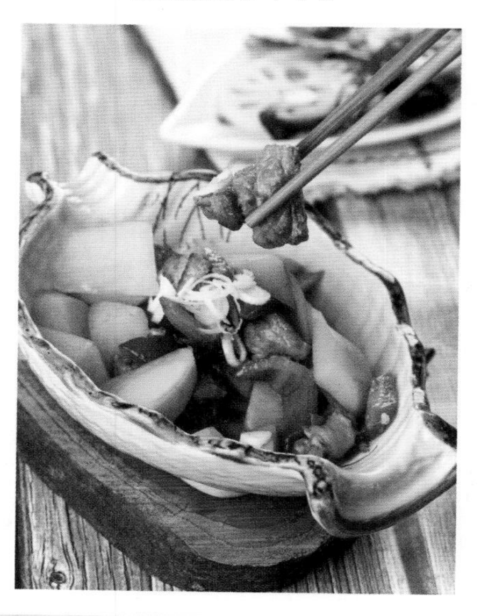

原料：牛肉 200 克，土豆 100 克，盐、葱段、青椒、姜片各适量。

做法：

1. 土豆洗净去皮，切块；青椒洗净切片。
2. 牛肉洗净，切滚刀块，放入沸水锅中焯透，沥干备用。
3. 油锅烧热，下牛肉块、葱段、姜片、青椒片煸炒出香味。
4. 加盐和水，汤沸时去除浮沫，改小火炖约 1 小时，最后下土豆炖熟即可。

葱爆牛肉

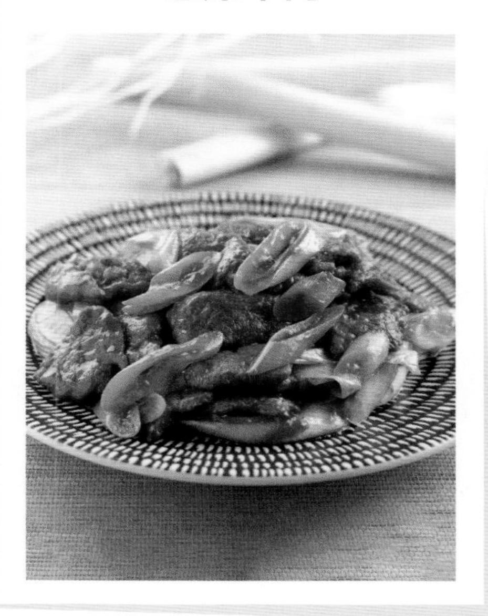

原料：牛肉 100 克，大葱 1 根，蒜末、姜末、盐、料酒、生抽、淀粉、糖各适量。

做法：

1. 大葱洗净，切成片；牛肉切条，放入盐、料酒、生抽、淀粉腌制 10 分钟。

2. 油锅烧热，放入蒜末、姜末、大葱爆香，放入牛肉，加适量生抽、盐、糖调味即可。

蔬菜虾饺

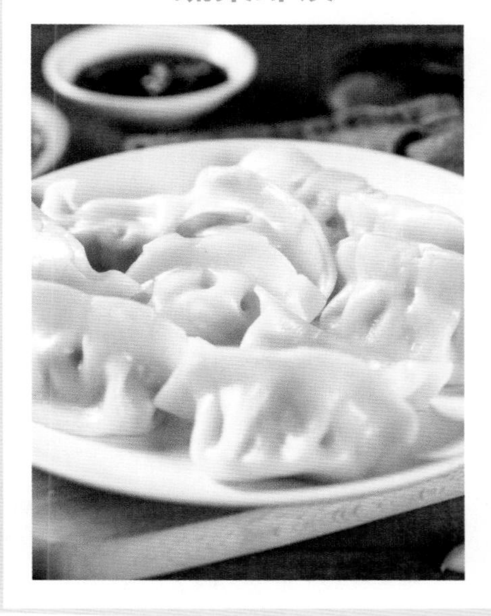

原料：饺子皮 25 张，猪肉 150 克，香菇 3 朵，虾 5 只，玉米粒、胡萝卜各 50 克，盐、五香粉各适量。

做法：

1. 胡萝卜洗净，切小丁；香菇洗净泡发后，切小丁；虾去壳、去虾线，切丁。

2. 将猪肉和胡萝卜一起剁碎，放入香菇丁、虾丁、玉米粒，搅拌均匀。放入盐、五香粉、泡香菇的水，制成肉馅。饺子皮包上肉馅，入水煮熟即可。

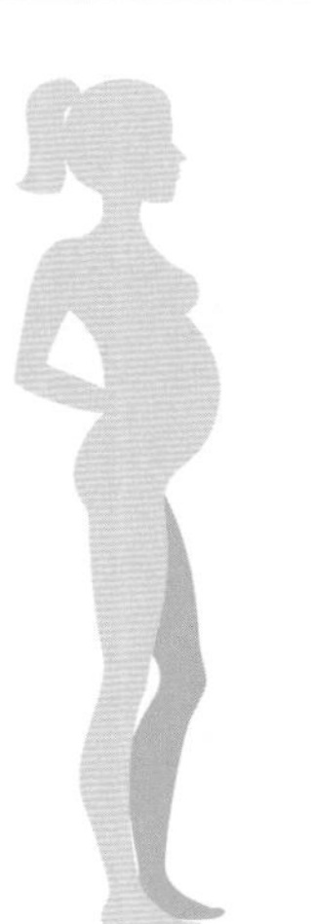
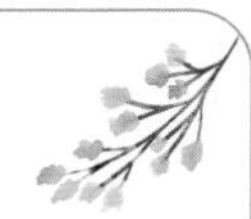

每天多摄入 300 千卡能量

孕 5 月

从孕中期开始，孕妈妈的基础代谢率逐渐增高，到妊娠晚期可增加 15%~20%。为满足孕期的能量需求，孕妈妈要在非孕时基础上每天增加摄入 300 千卡的能量。

孕妈妈每天要增加蛋白质 15 克、钙 200 毫克、能量 200~300 千卡。300 千卡的热量对应的食物量并不多，大约等于每天多吃 1 个鸡蛋 +1 个小苹果 +1 杯牛奶。

外出就餐要注意

进入孕中期，胎宝宝也基本稳定了，孕妈妈精神状态较好，外出的安全性相对较高。孕妈妈在外就餐时，要注意饮食安全。

避免油炸食物：油炸食物在制作过程中，会产生有害物质。

拒绝口味过重的食物：鸭脖、串串香、腌制肉等这些食物含盐量高，会使体内水钠潴留，引起血压上升或加重双脚浮肿。

避免高甜饮品：在挑选饮料时，果味饮料、含酒精的或冰镇的饮料都不可取，最好选择矿泉水、牛奶或酸奶等，点餐时选择清淡的蛋花汤或紫菜汤。

避免快餐：如汉堡、薯条、炸鸡块等，推荐选择蒸、炖、煮等方式烹饪的饭菜，如蒸饺、包子、馄饨、清汤火锅、少油少盐的盖浇饭等。如果可以分开点米饭炒菜，要少主食类，多蔬菜类，避免碳水化合物摄入过多。

自带餐具：就餐或点餐时，选择干净卫生的餐馆，孕妈妈最好自带餐具，降低病菌感染的风险。

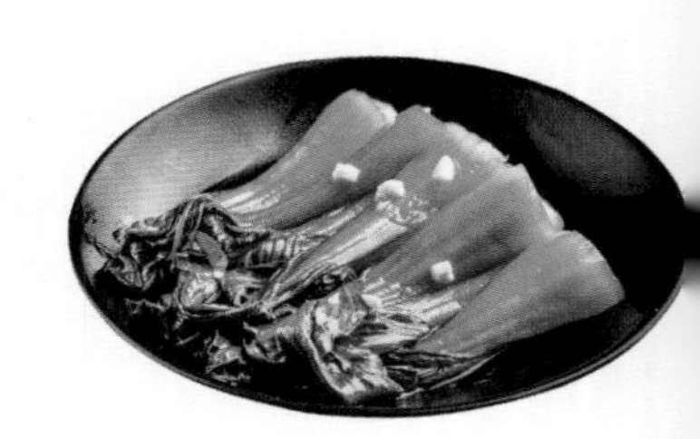

认识 3 大孕期饮食误区

有些孕期忌口的食物，其实并不科学，典型的误区有三个。

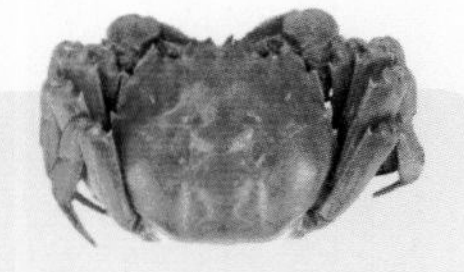

第一个误区，性寒食物吃了会流产

自然流产最常见的原因首先是染色体异常；其次，直接或间接的化学、物理刺激，比如甲醛、放射线的伤害。除此之外，还有撞击外伤、内分泌失调、某些细菌病毒感染等引起的流产。

所谓的寒性食物，如山楂、螃蟹、绿豆等，属于中医理论范畴，与上面介绍的各种流产原因并没有直接的关系。不必担心所谓的寒性食物不能吃，正常食用是可以的。

第二个误区，孕期吃辛辣食物会引起胎毒

所谓的胎毒，大多指新生儿的皮肤问题，如黄疸、湿疹等。在现代医学上，并没有胎毒这个概念，也不存在胎毒问题，孕妈妈不要尝试去胎毒的方法。

孕妈妈过多吃辛辣食物确实会对胃肠道造成一定刺激，如果吃完觉得不舒服，最好少吃。

第三个误区，酸味饮料会引起宫缩

蔓越莓汁、柑橘汁、覆盆子茶等，这些酸味饮料可以诱发宫缩并没有循证医学的证据支持，孕妈妈不必纠结或者担心。在保证饮品新鲜、卫生、健康的情况下，可以正常食用。

需要强调的是，虽然西方医学理论上并没有过多孕期忌口的食物，但建议孕妈妈不要过多尝试孕前没有吃过的食物，避免出现过敏反应，尽量选择日常食用的食材，注意营养均衡。

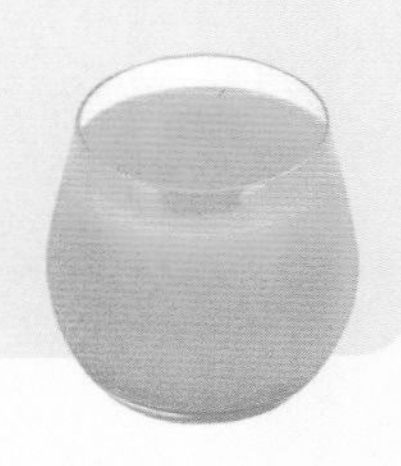

一周膳食食谱

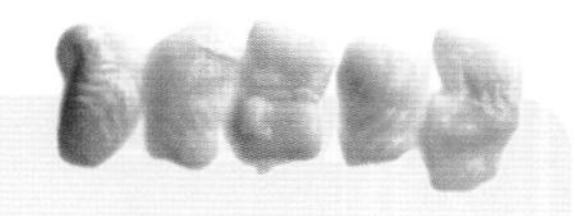

膳食指导

孕妈妈的胃肠道功能下降，日常饮食要注意避免冷热食物的刺激，减少外出就餐次数，注意饮食卫生。孕中期胎宝宝的骨骼发育和视网膜发育，需要孕妈妈摄入维生素 A、钙和磷。同时胎宝宝脑神经发育需要脂质，孕妈妈也不能忽略脂肪的摄入，如鱼肉、坚果等。孕妈妈早餐可以着重补钙，多吃一些奶制品和坚果；午餐和晚餐重点摄入补脑和补充维生素 A 的食物。

时间＼餐次	早餐	午餐	加餐	晚餐	加餐
第一天	香菇红枣粥 鸡蛋 豆沙包	什锦饭 芋头排骨 荷塘小炒	橙子	香菇蛋花粥 土豆饼 腰果芹菜百合（127 页）	麦麸饼干
第二天	牛奶 鸡蛋 全麦面包	米饭 牛腩煲饭 莴笋炒口蘑	猕猴桃 香蕉汁	番茄菠菜鸡蛋面 豆皮炒肉丝 拌金针菇	芒果
第三天	燕麦山药粥 素菜包 鸡蛋	南瓜薏米饭（126 页） 番茄巴沙鱼 炒茭白	牛奶	粳米南瓜粥 猪肝炒青椒（126 页） 时蔬蛋饼	橙汁 酸奶
第四天	香蕉酸奶汁 面包	阳春面 百合炒牛肉 杏鲍菇炒西蓝花	巴旦木	黑豆饭 时蔬鱼丸 麻婆豆腐	苹果
第五天	黑豆豆浆 酱肉包	米饭 煎豆腐 豌豆炒虾仁	全麦面包	牛奶花卷 三丁豆腐羹 西蓝花拌木耳	玉竹西瓜汁
第六天	红豆西米露 牛肉蒸饺	什锦香菇饭 香煎三文鱼 炒木耳	香蕉	海带焖饭 土豆烧鸡块 芦笋口蘑汤	南瓜饼
第七天	牛奶 手卷三明治 煎蛋	鸡丝荞麦面 酱牛肉 地三鲜	榛子	鲫鱼豆腐汤（127 页） 香煎豆干	木瓜牛奶羹

一日膳食计划

重点营养素：维生素 C

补充期推荐：怀孕全期尤其是中、晚期

缺乏可能引发的病症：易引发坏血病

推荐食材：新鲜蔬菜和水果，如青椒、彩椒、猕猴桃、番茄、菠菜、橙子、柚子、草莓等

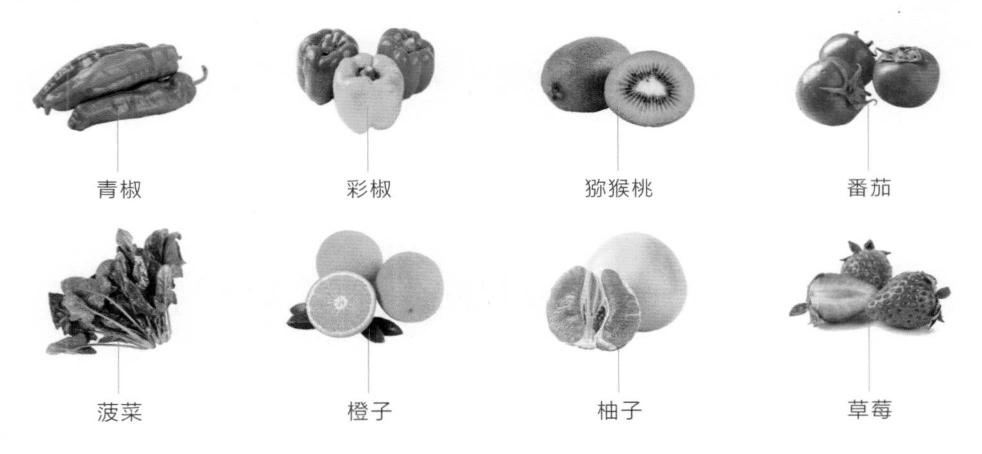

早餐

豆沙包（面粉 40 克，红豆沙 15 克）
蒸红薯 60 克、鸡蛋 1 个

加餐：牛奶 250 毫升，橙子 100 克

中餐

杂粮饭（大米、小米各 50 克）
青椒炒猪肝（青椒 100 克，猪肝 10 克）
腰果芹菜百合（腰果 10 克，芹菜 100 克，百合 10 克）
鲫鱼豆腐汤（鲫鱼 30 克，豆腐 100 克）

加餐：香蕉 1 个，核桃 10 克

晚餐

牛肉面（面粉 80 克，牛肉 20 克，白菜 100 克）、炒藕片（藕片 100 克）
烧鸡块（鸡块 50 克）

加餐：酸奶 250 毫升

营养食谱推荐

南瓜薏米饭

原料： 南瓜 100 克，薏米 30 克，大米 50 克。

做法：

1. 南瓜洗净，去皮，切成小块。

2. 薏米洗净后，加水浸泡 2 小时；大米淘洗干净。

3. 将薏米、大米、南瓜块混合，放入蒸锅或电饭煲中，加水蒸熟即可。

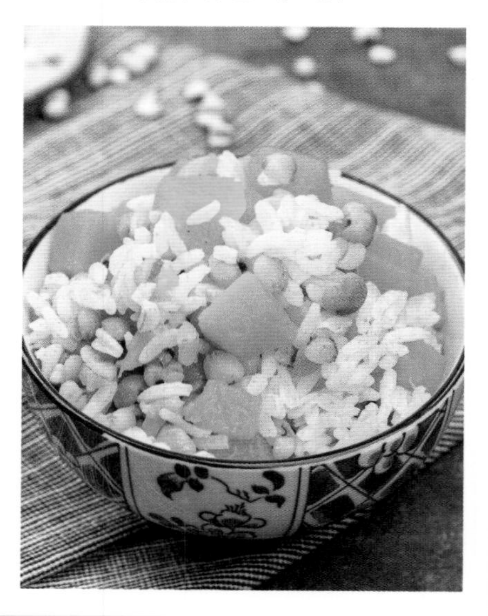

猪肝炒青椒

原料： 青椒 100 克，猪肝 10 克，蒜末、盐、生抽、料酒、醋、淀粉、油各适量。

做法：

1. 猪肝清洗后放入清水中浸泡 20 分钟。

2. 猪肝切薄片，用淀粉、料酒、盐、1 勺醋抓捏均匀，再次冲洗干净。

3. 油锅烧热，放入蒜末、青椒爆炒，再放入猪肝炒至断生，出锅前加适量生抽和盐即可。

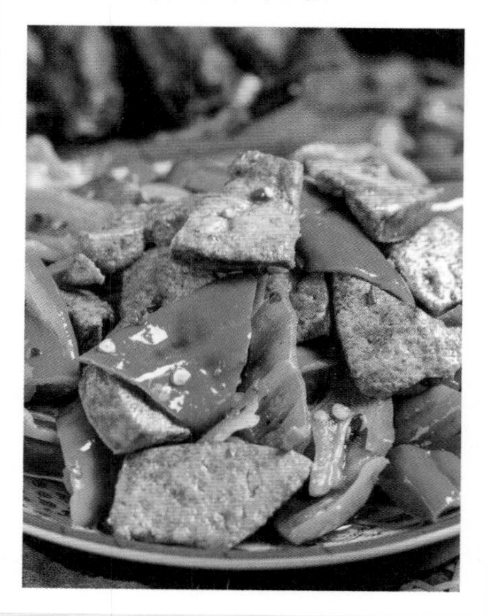

腰果芹菜百合

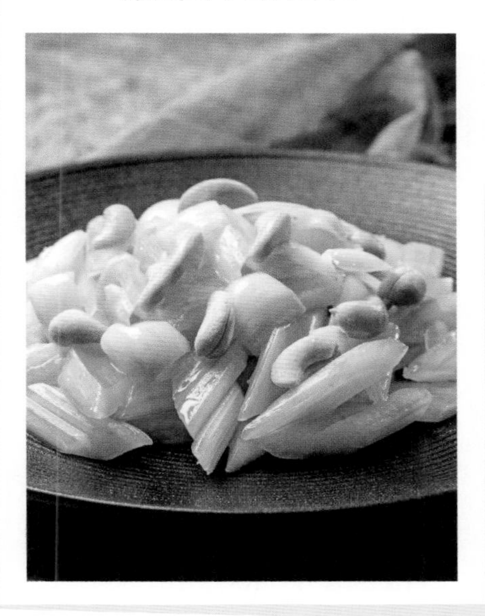

原料：芹菜 100 克，腰果 10 克，百合 10 克，葱丝、盐、油各适量。

做法：

1. 芹菜洗净，切段；百合洗净，掰成小瓣。

2. 芹菜放入开水中焯烫。

3. 油锅烧热，放入芹菜翻炒，放入百合，加少量水，出锅前撒入腰果，加少许盐即可。

鲫鱼豆腐汤

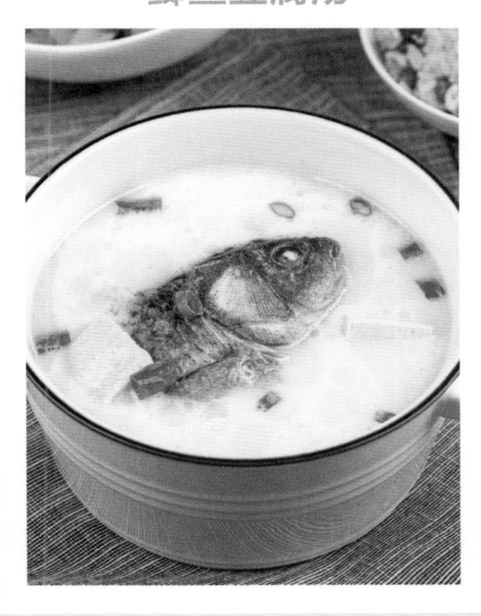

原料：鲫鱼 1 条，白菜 50 克，豆腐 100 克，姜片、葱花、盐、油各适量。

做法：

1. 白菜洗净，切块；豆腐洗净，切块。

2. 鲫鱼处理干净，放入油锅中煎炸至两面微黄，放入姜片，小火炒香，加适量清水煮沸。

3. 白菜、豆腐块一起放入鲫鱼汤中，炖煮 20 分钟，出锅前加盐调味，撒上葱花即可。

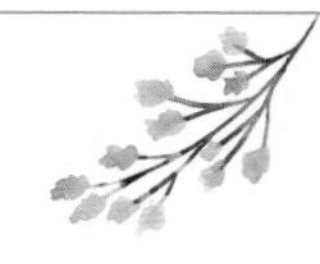

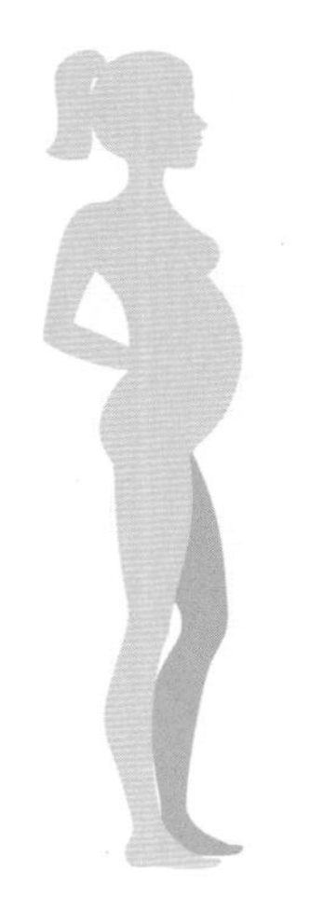

保证各种营养素摄入

孕6月，孕妈妈体形会显得更加臃肿，到本月末将会变成大腹便便的标准孕妇模样。此时，孕妈妈和胎宝宝的营养需求猛增，要注意增加适量的营养，但对碳水化合物类食物不要摄入过多，要充分保证钙、磷、铁、蛋白质、维生素的摄入量，并适当增加粗粮及含铁食品。

孕6月

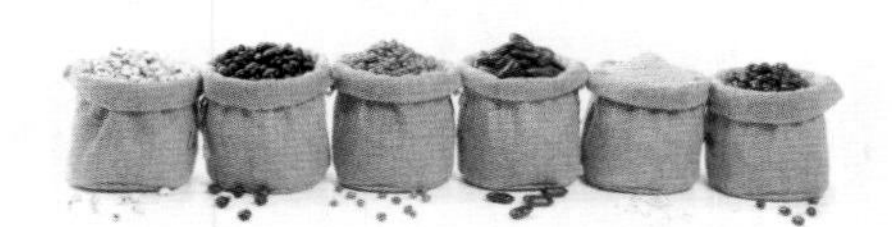

每天需要补充24毫克的铁

孕6月时，铁的摄取量不可缺少。中国营养学会推荐，孕中期每天铁的推荐摄入量为24毫克，孕晚期为29毫克。

在孕晚期，胎宝宝肝脏以每日5毫克的速度储存铁，至出生时储存量可达300~400毫克。若孕妈妈铁摄入量不足，会影响胎宝宝体内铁的储存，宝宝出生后易患缺铁性贫血。孕妈妈在妊娠期间应多吃一些富含铁的食物，例如牛奶、肉类、大叶青菜、水果等。

可提供24毫克和29毫克铁质的食物量

食物名称	所需食物量（克）		食物名称	所需食物量（克）		食物名称	所需食物量（克）	
	24毫克	29毫克		24毫克	29毫克		24毫克	29毫克
鸡血	96	116	羊肉（里脊）	857	1036	金针菇（鲜）	1714	2071
鸭血（白鸭）	79	95	鸡肉	1333	1611	木耳（干）	24.6	29.7
猪肝	103	125	鸭肉	1091	1318	蚕豆（干）	293	354
猪心	558	674	黄鳝	960	1160	香菜（鲜）	826	1000
猪肉（里脊）	1600	1933	鲫鱼	1846	2231	苋菜（绿，鲜）	444	537
牛肉（里脊）	545	659	菠菜（鲜）	828	1000	紫菜（干）	44	53

注：数据来自《中国食物成分表》标准版第6版（2018）

限制高糖、高脂食品

高糖的蛋糕、面包、糖果和含糖量高的水果都不能多吃。大多数高糖类食物营养价值低，糖分、脂肪含量高，容易导致孕期肥胖、妊娠期糖尿病，增大分娩巨大儿的概率，增加顺产难度。特别是孕后期，孕妈妈的糖代谢能力会变差。孕24~28周，孕妈妈应做糖耐量检测。

孕妈妈长期吃高脂肪食物，使大肠内的胆酸和中性胆固醇浓度增加，摄入过多的胆固醇，会使血压升高，同时，高脂肪食物会增加催乳激素的合成，促使发生乳腺癌，不利母婴健康。

低糖饮料也不要多喝

有的孕妈妈怕糖分摄入过多，会选用无糖或低糖饮料。这类饮料中多会选用“阿斯巴甜”“赤藓糖醇”等代糖物质来代替蔗糖。代糖比普通的糖要甜很多倍，少剂量的代糖就足以使食品变甜，同时不过多地增加食品热量。但低糖饮料营养价值低，不能长期饮用，它的本质是让人在享受饮料口感的同时，摄入更少的热量，而不是喝得更健康。对孕妈妈来说，营养才是重要的。

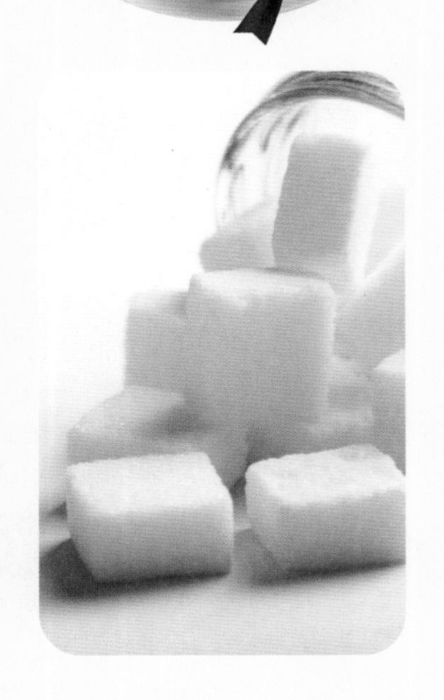

孕期营养与健康

有些孕妈妈会食用雪蛤、燕窝、人参等营养品。实际上，这些营养品对孕期是否有帮助，目前没有明确的结论。相反，吃了这些营养品还可能引起生理代谢及内分泌紊乱。所以，如果没有医生的建议，不推荐孕妈妈食用此类补品。

一周膳食食谱

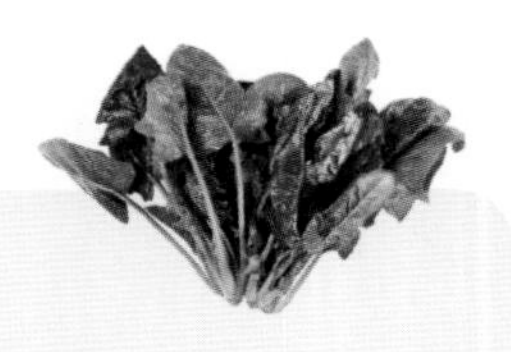

膳食指导

孕中期，孕妈妈食量大增，很多以前不喜欢的食物现在反倒成了最喜欢吃的东西，孕妈妈不妨在此期间加强营养，增强体质，为将来分娩和产后哺乳做准备。孕中期，孕妈妈体内需要大量铁质，为预防缺铁性贫血的发生，孕妈妈应多吃富含铁的食物。有贫血症状的孕妈妈，可在医生的指导下补充铁。孕妈妈不要摄入过多的糖类食品，注意能量平衡，否则易引发妊娠期糖尿病。

餐次 时间	早餐	午餐	加餐	晚餐	加餐
第一天	南瓜小米粥 时蔬蛋饼 清蒸茄泥	米饭 口蘑肉片 清蒸黄花鱼	香蕉	冬瓜鸭肉汤（133页） 蛋煎馒头片 黑椒鸡胸肉	南瓜土豆泥
第二天	牛奶 吐司 鸡蛋	芋头米饭 茄汁大虾 山药炒扁豆	橘子	南瓜油菜粥 菠菜炒鸡蛋（132页） 豆豉鱿鱼	松子
第三天	香菇瘦肉粥 青菜卷饼 黄瓜炒鸡蛋	米饭 香菇鸡肉煲 海带豆腐汤	低脂牛奶	山药豆浆 肉末蛋羹 咖喱牛肉（133页）	橘瓣银耳汤
第四天	芹菜豆干粥 白灼金针菇 烙饼	阳春面 青椒炒木耳 清炒蛤蜊	牛油果	米饭 西蓝花炒虾仁（132页） 酸甜白萝卜	圣女果
第五天	牛奶 煎蛋吐司 水果沙拉	什锦炒饭 百合炒肉 草菇肉丸汤	西柚	花卷 虾仁豆腐羹 杏鲍菇炒肉	蔬菜汁
第六天	黑芝麻糊 全麦面包 拌菠菜	糙米饭 鸭血豆腐汤 西芹腰果	火龙果	小米红豆粥 蒜蓉茼蒿 番茄烧茄子	小黄瓜
第七天	五谷豆浆 素菜包	虾仁水饺 清炒蚕豆 荠菜干贝汤	腰果	二米饭 番茄炖牛腩 酸豆角	西瓜

一日膳食计划

重点营养素：铁

补充期推荐：孕全程

作用：预防缺铁性贫血，促进胎宝宝正常发育

推荐食材：瘦肉、动物肝脏及血、蛋类、豆制品、深色蔬菜等。动物性食物中铁的吸收利用率比植物性食物高

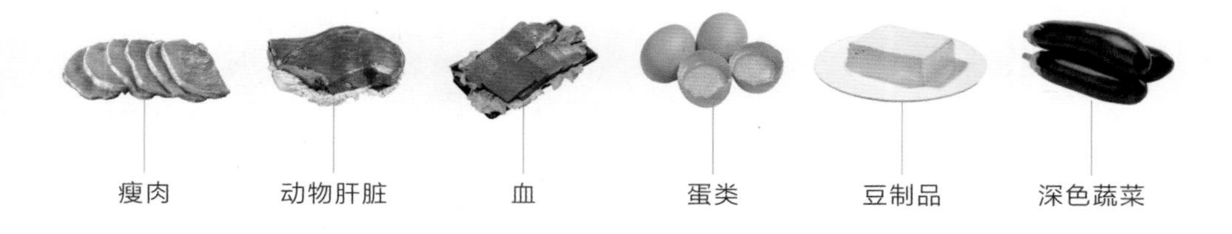

早餐

鸡肉玉米馄饨（面粉 40 克，鸡肉 50 克，玉米粒 20 克）、豆腐干 100 克

加餐：南瓜饼 50 克

中餐

黑米饭（黑米 50 克）

菠菜炒鸡蛋（菠菜 100 克，鸡蛋 1 个）

西蓝花炒虾球（西蓝花 150 克，虾仁 100 克）

加餐：木瓜牛奶羹（牛奶 200 毫升，木瓜 200 克）

晚餐

米饭（大米 50 克）

冬瓜鸭肉汤（冬瓜 100 克，鸭肉 100 克）

咖喱牛肉（土豆 50 克，胡萝卜 30 克，牛肉 50 克）

加餐：低脂牛奶 200 毫升

营养食谱推荐

菠菜炒鸡蛋

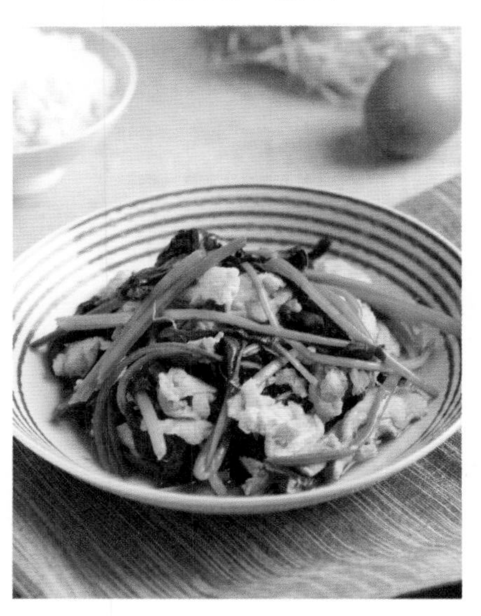

原料：菠菜 200 克，鸡蛋 2 个，盐、油各适量。

做法：

1. 菠菜洗净，切段，入沸水焯一下，沥干；鸡蛋打散，搅拌成鸡蛋液。
2. 锅内倒油，油热下鸡蛋，翻炒至八成熟，盛出。
3. 锅内留底油，下菠菜段，翻炒 2 分钟，再加入鸡蛋，翻炒至熟透。
4. 最后加盐调味即可。

西蓝花炒虾仁

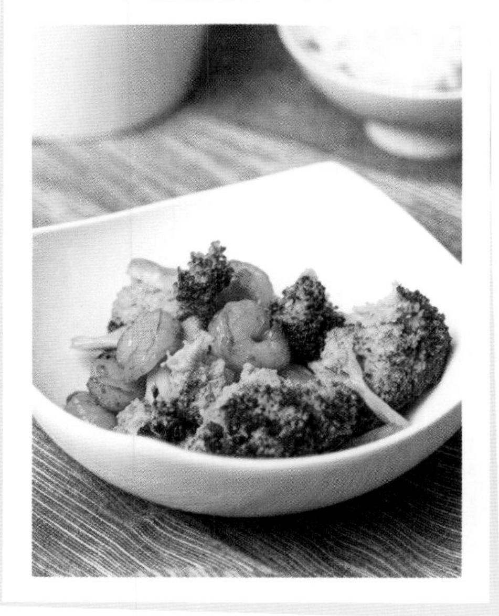

原料：虾仁 100 克，西蓝花 150 克，盐、白糖、生抽、料酒、蒜、油各适量。

做法：

1. 西蓝花洗净、掰成小块；蒜切末；鲜虾剥成虾仁。
2. 放油烧热，放入西蓝花煸炒 2 分钟盛出。锅留底油烧热，爆香蒜末。
3. 放入虾仁，中火翻炒，变色后淋入料酒和生抽，加入白糖，放入西蓝花，用大火迅速翻炒，最后加盐调味。

冬瓜鸭肉汤

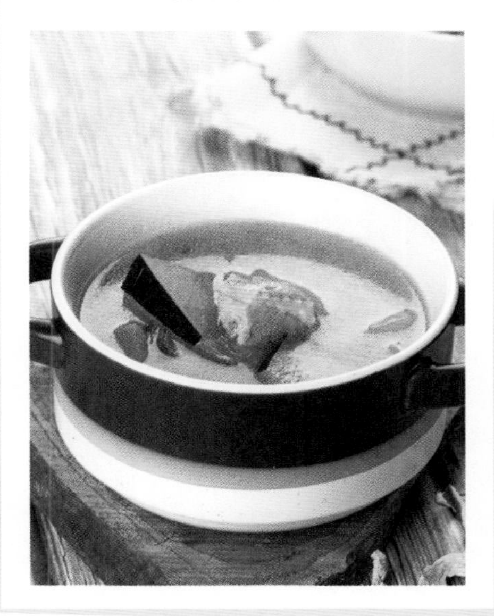

原料：鸭肉200克，冬瓜100克，姜、盐、红枣各适量。

做法：

1. 鸭肉处理干净，斩块；冬瓜去皮、洗净，切块；姜切片；红枣洗净。

2. 鸭肉放入冷水锅中，大火煮10分钟，捞出沥干。鸭肉、姜片放入汤煲内，倒入足量水，大火煮开后转小火煲90分钟。

3. 下入冬瓜块、红枣，继续煲至冬瓜熟软，加盐调味即可。

咖喱牛肉

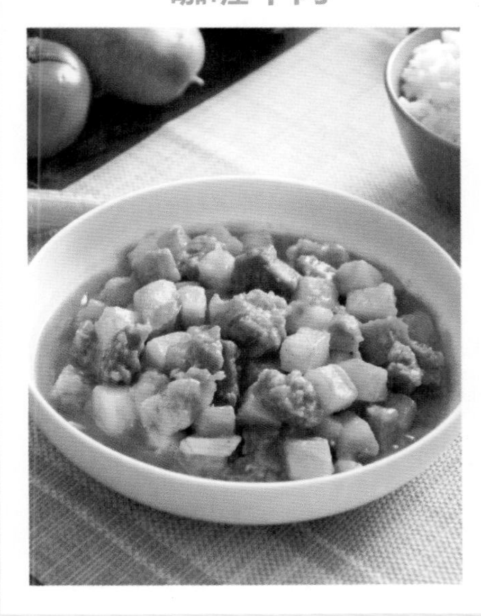

原料：牛肉、土豆各50克，胡萝卜30克，咖喱块、葱末、姜末、花椒、桂皮、油各适量。

做法：

1. 土豆、胡萝卜洗净，去皮，切小块。

2. 牛肉切块，冷水下锅，放入部分葱、姜、桂皮、花椒，焖煮1小时。

3. 油锅烧热，放入葱末、姜末，倒入胡萝卜、土豆块翻炒，加入牛肉，加适量水，炖20分钟，出锅前加入咖喱块，搅拌均匀即可。

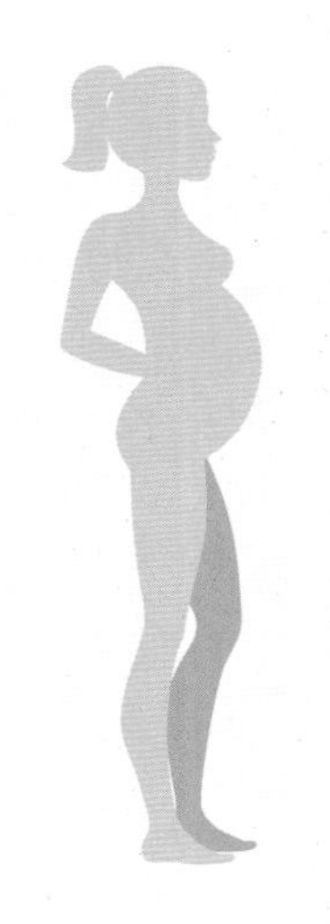

适当增加蛋白质摄入

孕7月

在怀孕期，有的妈妈可能会听到医生说胎宝宝偏小。其中一个重要原因就是孕妈妈蛋白质摄入不够。此外，孕中、晚期，孕妈妈子宫、乳房和胎盘增大，胎宝宝体重由28周的1000克增至40周的3000克左右，这都需要贮留大量蛋白质，孕中、晚期也是蛋白质在体内贮留最多的时期。为此，中国营养学会推荐孕晚期蛋白质供给量在原有基础上每日增加25克。

获得25克蛋白质食物组合举例

食物及重量	蛋白质含量	食物及重量	蛋白质含量	食物及重量	蛋白质含量
牛肉50克	10.1克	瘦猪肉50克	9克	鸭肉50克	7.7克
草鱼50克	8.3克	鸡肉60克	11.6克	河虾50克	9.3克
牛奶200毫升	6克	鸡肝30克	5克	豆腐100克	8.1克
	合计25克		合计25.6克		合计25.1克

每天摄入370毫克的镁

镁是骨骼和牙齿的重要组成成分之一，其中60%~65%集中在骨骼和牙齿中，它与钙相协同，参与骨骼中钙盐的代谢。孕妈妈每日镁的摄入量为370毫克。

（毫克/100克）

食物	镁含量	食物	镁含量	食物	镁含量
高粱米	129	海带（干）	129	黄豆	199
糯米（粳）	258	香菇（干）	147	豆腐	164
燕麦	177	紫菜	105	绿豆	125
小米	107	柿子	322	山核桃	306

注： 数据来自《中国食物成分表》标准版第6版（2018）》

预防胎膜早破，多吃富铜食物

研究发现，胎膜早破可能与孕妈妈血清铜缺乏有关。孕妈妈体内铜元素水平低，容易导致胎膜变薄，弹性和韧性降低，从而发生胎膜早破。

孕妈妈可以吃一些含铜量高的食物，如肝脏类、豆类、海产类等。一般孕妈妈不偏食，吃上述食物是不会发生铜缺乏症的。还需要注意的是，孕妈妈补铜不宜过量，体内铜含量过高也不利于身体健康。

适当食用动物肝脏

动物肝脏是获取维生素 A 良好的食物来源，维生素 A 对胎宝宝的视力、头发、上皮组织和骨骼发育都有益处。动物肝脏富含丰富的维生素 A 和铁元素。中国营养学会推荐孕妈妈每周吃一两次动物肝脏比较适合。

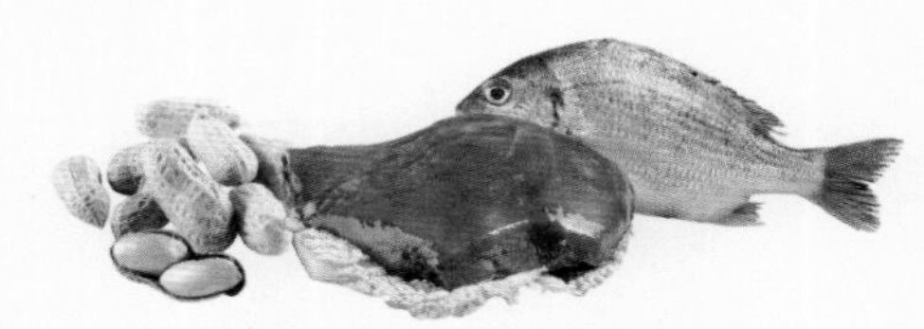

每周食用 1 次肝脏类、豆类、海产类食物。

冷饮要适可而止

随着胎宝宝发育，孕妈妈体内血液量增多，供血量变大，血管轻微扩张。体内血液增加就会导致基础体温上升，所以孕妈妈有的时候会感觉到体热，甚至有些烦躁，这都是正常的现象。

往往这种时候，孕妈妈会想吃一些凉凉的东西。冷饮不是孕期禁忌食物，孕妈妈可以适当饮用，但要减少饮用量和饮用频次。注意不要在饭前、饭后、运动后喝冷饮。喝冷饮的时候，小口啜饮，一次不超过 150 毫升。对于肠胃不佳的孕妈妈，喝冷饮容易导致肠痉挛，引起肚子疼痛，就要尽量避免了。这类孕妈妈可以吃一些清凉的水果，如梨、猕猴桃等。

孕期营养与健康

孕 7 月，孕妈妈可能会有抽筋的现象，以腿部抽筋最为常见，应该多补充含钙丰富的食物，如牛奶、豆腐等。腿部发生抽筋时，可以让准爸爸帮自己按摩一下腿部。怀孕 7 个月的身体，会变得越来越笨重，行动要更加迟缓且谨慎，衣服要宽松且舒适，定时测量血压以预防妊娠期高血压疾病。

一周膳食食谱

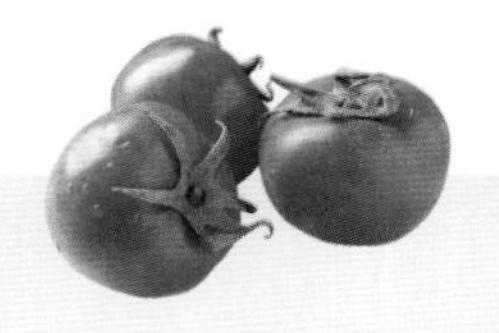

膳食指导

孕 7 月的孕妈妈食欲依然很好，而且体重明显增加，应注意在均衡饮食的基础上，减少高脂肪、高热量的食品，适量增加富含维生素食物的摄入。有水肿的孕妈妈，日常饮食以清淡为佳，控制盐的摄取量，限制在每日 2~4 克，多食用富含 B 族维生素、维生素 C、维生素 E 的食物。

时间＼餐次	早餐	午餐	加餐	晚餐	加餐
第一天	红小豆山药粥（138 页） 蒸南瓜 香芹拌豆角	蛋炒饭 虾仁豆腐 排骨萝卜汤	牛奶 饼干	香菇蛋花粥 清蒸黄花鱼 芦笋鸡丝汤	橙汁 酸奶
第二天	核桃紫米粥 素包子 鸡蛋	鳗鱼饭 鸡蛋羹 青椒炒牛肉	杏仁	南瓜粥 豆豉鱿鱼 黑椒鸡腿	黄豆芝麻粥
第三天	菠菜手抓饼（139 页） 酸奶拌水果	米饭 凉拌藕片 玉米排骨汤（139 页） 番茄炒鸡蛋	板栗	什锦麦片 香菇土豆炖鸡块 西蓝花拌木耳	香蕉
第四天	蒸玉米 鹌鹑蛋 清炒莜麦菜	米饭 宫保鸡丁 秋葵炒木耳（138 页）	菠萝	大米绿豆粥 醋熘白菜 牛肉饼	杏仁
第五天	三鲜馄饨 鸡蛋 凉拌黄瓜	清汤面 银耳拌豆芽 家常焖鳜鱼	全麦面包	馒头 冬瓜虾球汤 清炒西葫芦	猕猴桃
第六天	牛奶 全麦面包 苹果	米饭 熘肝尖 百合汤 香菇油菜	柚子	二米饭 蒜蓉空心菜 相煎带鱼	银耳汤
第七天	陈皮海带粥 花卷 拌土豆丝	荞麦凉面 紫菜鸡蛋汤 农家小炒	腰果	炒小米饭 苹果玉米汤 美味鸡丝	橘子

一日膳食计划

重点营养素：碳水化合物

补充期推荐：孕中期、孕晚期

作用：维持身体热量需求，为分娩准备足够的能量

推荐食材：玉米、土豆、红薯、紫薯、小米、燕麦等食物

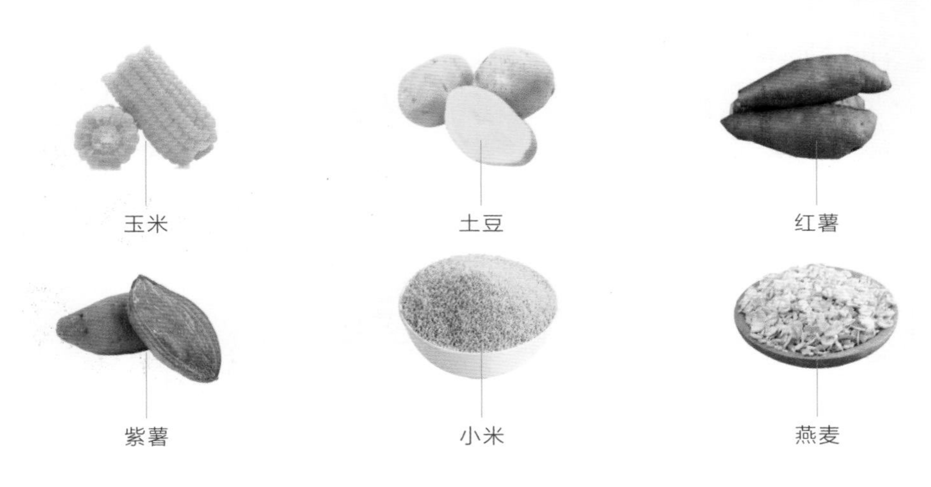

早餐

红小豆山药粥（红小豆、薏米30克，山药50克）

菠菜手抓饼（菠菜50克，面粉40克）

水煮蛋1个

加餐：鲜枣50克
牛奶200毫升

中餐

米饭（大米100克）

秋葵炒木耳（秋葵100克，泡发木耳30克）

玉米排骨汤（玉米500克，排骨200克）

加餐：巴旦木20克
猕猴桃1个

晚餐

鸡丝荞麦面（荞麦面50克，麻酱20克，鸡丝50克）

莴笋炒山药（莴笋、山药100克）

茭白炒肉丝（茭白100克，肉丝50克）

加餐：全麦面包1片

营养食谱推荐

红小豆山药粥

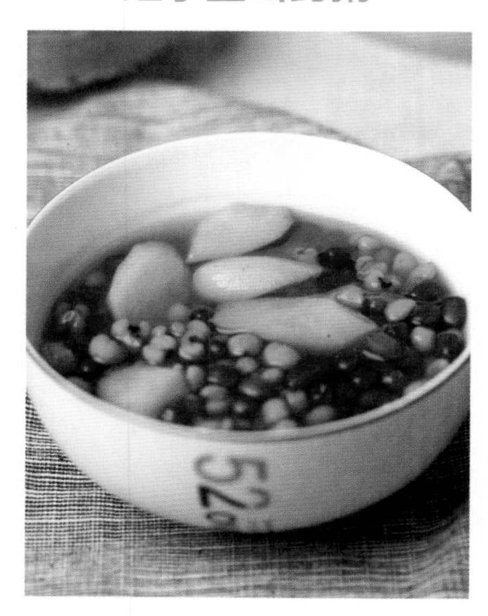

原料：红小豆、薏米各30克，山药50克。

做法：

1. 红小豆、薏米分别洗净；山药去皮，切块。
2. 红小豆和薏米放入锅中，加水煮沸，转小火煮1小时。
3. 将山药块倒入粥中，继续煮10分钟即可。

秋葵炒木耳

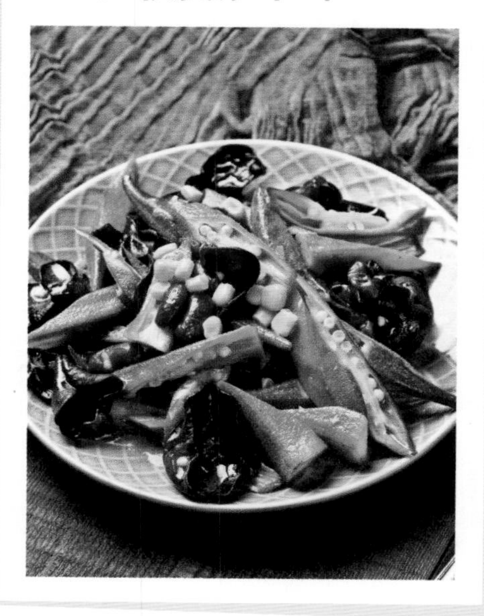

原料：秋葵100克，泡发木耳30克，熟红豆、熟玉米粒、葱末、蒜末、盐、油各适量。

做法：

1. 木耳洗净；秋葵洗净，切成段。
2. 起锅热油，将葱末、蒜末炒香。
3. 倒入秋葵和木耳，大火翻炒，加一点点水。
4. 倒入煮熟的红豆和玉米粒，炒至汤汁收干，加盐调味即可。

菠菜手抓饼

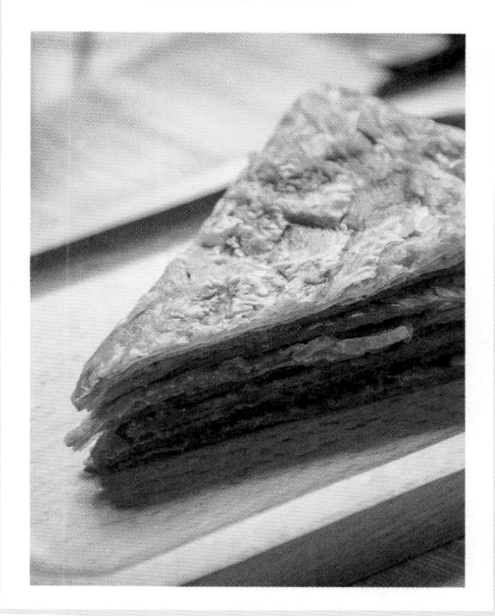

原料：菠菜200克，鸡蛋2个，面粉、盐、油各适量。

做法：

1. 菠菜洗净、切段，放入榨汁机中，加入30毫升水，榨成汁。

2. 鸡蛋打散成蛋液，放入碗中，加入面粉、盐、菠菜汁，搅拌成面糊。

3. 锅中刷油，倒入面糊，小火慢煎至两面金黄即可。

玉米排骨汤

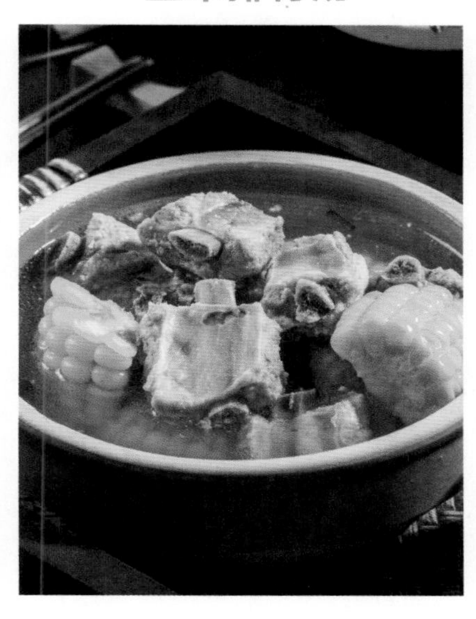

原料：玉米1根，排骨300克，姜片、葱段、盐、油各适量。

做法：

1. 玉米切成段；排骨放入清水中，加入生姜，焯烫，去掉浮沫。

2. 锅中放少许油，放入葱段，姜片，倒入排骨翻炒，加适量水，没过排骨，大火煮30分钟。

3. 倒入玉米，再煮20分钟，出锅前加盐调味即可。

补充DHA不可少

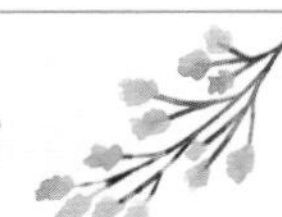

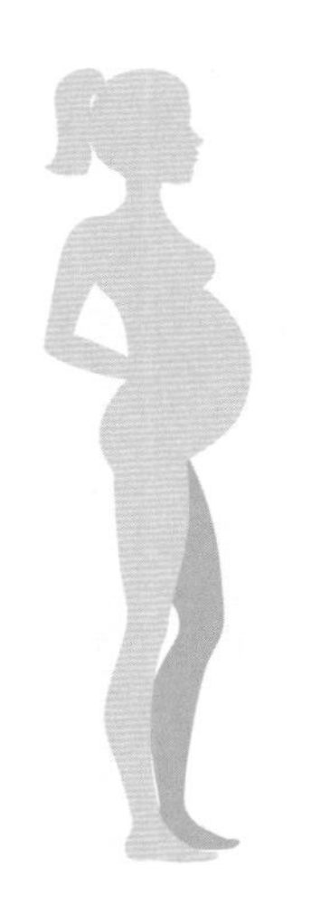

孕8月

胎宝宝的中枢神经系统从孕3周左右开始发育，第4周开始眼部发育，孕20周开始大脑发育。DHA是构成大脑和视网膜的重要成分，孕妈妈从孕早期时就应适当补充DHA，并且要保证贯穿整个孕期。

孕晚期，孕妈妈通过食补DHA就可以了。鱼类是获取DHA的主要膳食来源，建议每周食用2~3次各类低汞的鱼。如果孕妈妈不喜欢吃鱼，再选择含有鱼油或藻类DHA膳食营养补充剂。

宋医生说营养——关于DHA

孕晚期，胎宝宝的大脑正在发育的冲刺阶段，脑的沟回增多，大脑中枢神经元分裂和成熟加快，是对DHA需要量最大的时期。此时，孕妈妈体内生成的DHA会被胎宝宝快速发育的脑部优先吸收，并富集于脑灰质和视网膜中。对于宝宝来说，3岁之前对DHA的需求一直很高。因此，孕妈妈在整个孕期都可以补充DHA，胎宝宝出生后，母乳期间也一样可以服用。

警惕金属含量高的鱼贝类

大型海鱼位于海洋食物链的顶端，庞大的机体对重金属有较强的耐受性，一般汞含量也都比较高。贝类因为分布广泛，活动性差，对重金属具有很高的累积性和较强的耐受性，是海洋环境中污染程度较高的生物之一。孕妈妈应该避免食用贝类，以及剑鱼、鲨鱼、旗鱼、方头鱼等大型海鱼。富含DHA的深海小型鱼，如沙丁鱼、秋刀鱼等，可以作为鱼类食材的选择。

健脑营养素作用

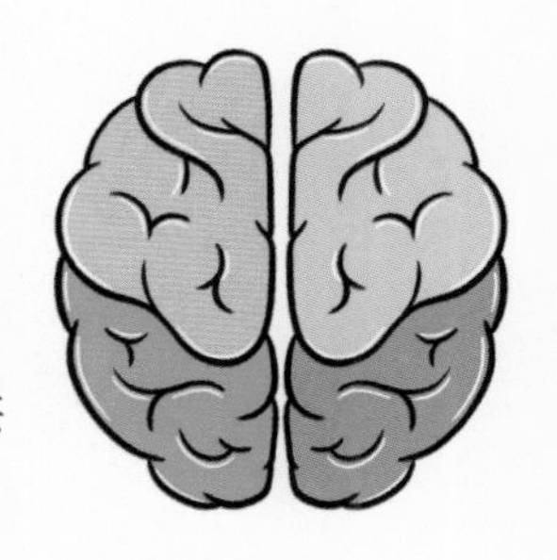

不饱和脂肪酸：脑中含脂肪较多，约占脑重的60%，长链不饱和脂肪酸，如ARA、DHA是脑磷脂合成必需物质。提供优质丰富的脂肪，可以促进脑细胞分裂和神经纤维髓鞘形成。

维生素C：维生素C使细胞结构坚固，使大脑功能灵活、敏锐。严重不足时，会造成大脑和身体反应迟钝。

钙：充足的钙会促进骨骼和牙齿发育，并抑制神经异常兴奋，钙不足可导致情绪烦躁、注意力不集中，智力发育迟缓。

糖类：糖分解为葡萄糖，为大脑提供能量。但糖类摄入过多，尤其是精制糖，会使大脑进入疲劳状态，使神经衰弱。

蛋白质：蛋白质是脑细胞主要成分之一，在思考、神经传导等方面有重要作用。

B族维生素：在脑细胞兴奋与抑制过程中，它和蛋白质起着协调作用。

维生素E：具有抗氧化作用，防止脑内产生过氧化脂肪，预防脑疲劳。

4种健脑食材推荐

核桃：核桃含有大量的脂肪，其含有的脂肪中有70.7%是亚油酸，12.4%是亚麻酸，它们都属于分子较小的不饱和脂肪酸，可以降低血液中的胆固醇。此外核桃可以增强肠胃功能。

黑芝麻：黑芝麻除了含有较多的不饱和脂肪酸，还含有丰富的矿物质，每100克芝麻中含有564毫克钙、368毫克磷、50毫克铁，以及B族维生素等。此外芝麻含有多种氨基酸，它们都是脑神经细胞的主要成分。

海洋植物：海洋植物多富含矿物质和钙，如海藻、紫菜等。

小米：小米经常被作为日常主食，它所具备的健脑、补脑作用在于其所含的蛋白质、钙、铁、B族维生素等营养成分在谷类中最多。

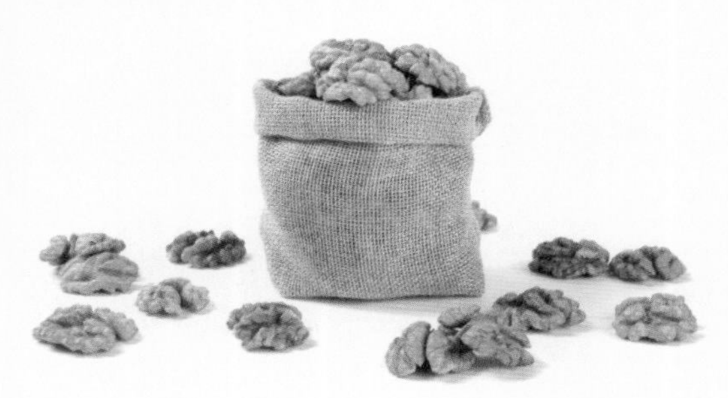

一周膳食食谱

膳食指导

孕妈妈的膳食应在前期基础上，适当增加热量、蛋白质和必需脂肪酸的摄入，限制碳水化合物和脂肪的摄入，保证营养多样化。孕妈妈多吃富含DHA的食物。到了孕8月，由于子宫不断增大，慢慢顶住胃部，孕妈妈容易有饱胀感。这时可以吃高营养密度的食物，少食多餐。

时间＼餐次	早餐	午餐	加餐	晚餐	加餐
第一天	山药豆浆粥 青菜饼 鸡蛋	西蓝花牛肉意面 南瓜土豆泥 金汁鱼片(145页)	玉米 番茄羹	南瓜小米粥 玉米发糕 丝瓜金针菇	全麦 面包
第二天	红枣大麦豆浆 煎蛋饼 豌豆玉米丁	米饭 芹菜炒香干 菠萝鸡翅	蛋奶 布丁	红豆饭 羊肉冬瓜汤 芝麻拌菠菜	麦麸 饼干
第三天	番茄鸡蛋炒饭 蔬菜沙拉 豆浆	二米饭 番茄炖牛腩 肉末炒扁豆	南瓜饼	花卷 鸭血鸡蛋豆腐汤 蒜蓉茼蒿	猕猴桃
第四天	牛肉鸡蛋粥 煎鸡蛋 金针菇拌莴笋丝	米饭 核桃乌鸡汤 杏鲍菇炒肉	核桃仁 莲藕汤	香菇瘦肉粥 清蒸大虾(145页) 番茄炒菜花(144页) 馒头	低脂 牛奶
第五天	牛肉蒸饺 牛奶 白灼芥蓝	米饭 花生猪蹄汤 青菜炒香菇	银耳花 生仁汤	番茄菠菜面 香菇炒茭白 酱牛肉	西柚
第六天	黑芝麻花生粥(144页) 卷饼 木耳炒山药	烙饼 清蒸鲈鱼 番茄菜花	奶香 蛋糕	薏米红枣百合粥 口蘑肉片 黄花菜炒猪肝	紫菜卷
第七天	牛奶 火腿蛋黄 双味毛豆	什锦饭 猪肉焖扁豆 荷塘小炒	香蕉	小米粥 香菇炒青菜 莲藕牛腩汤	香煎豆 渣饼

一日膳食计划

重点营养素：多不饱和脂肪酸

补充期推荐：怀孕中、晚期

作用：影响胎宝宝神经或视网膜发育

推荐食材：海鱼（鱼油）、核桃、松子、葵花子、杏仁等

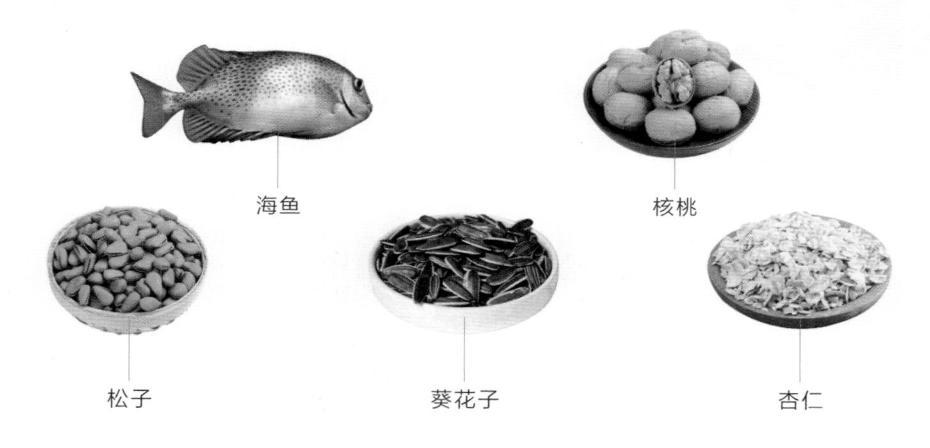

早餐

鲜肉包（面粉 50 克，猪肉 15 克）
蒸红薯（红薯 50 克）
牛奶 250 毫升，鸡蛋 1 个

加餐：核桃 20 克

中餐

杂粮饭（糙米 100 克）

鸭血豆腐汤（鸭血 10 克，豆腐 50 克，紫菜 2 克）

金汁鱼片（鱼肉 100 克，南瓜 50 克）

番茄炒菜花（番茄 1 个，菜花 100 克）

加餐：香蕉 50 克，鲜枣 50 克

晚餐

玉米馒头（面粉 50 克，玉米面 30 克）
清蒸大虾（虾仁 200 克）
清炒菠菜（菠菜 100 克）

加餐：猕猴桃 50 克，酸奶 250 毫升

营养食谱推荐

黑芝麻花生粥

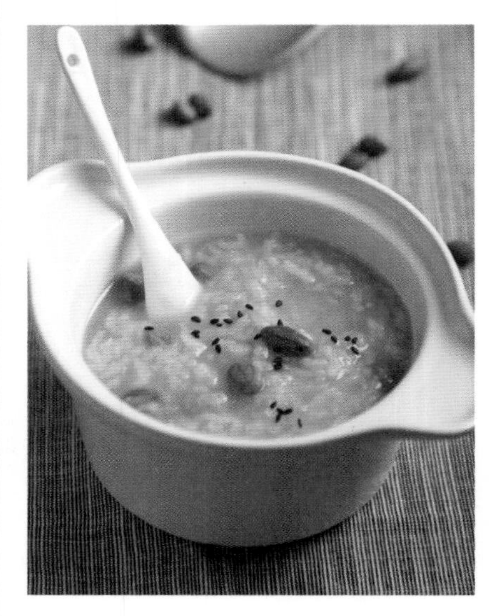

原料： 花生仁 20 克，大米 50 克，黑芝麻、冰糖各适量。

做法：

1. 大米洗净，用清水浸泡 30 分钟；花生仁洗净。
2. 锅内放入黑芝麻，不用放油，小火炒熟，盛出。
3. 浸泡好的大米、炒熟的黑芝麻、花生仁一同放入砂锅中，加适量清水大火煮沸，转小火慢熬。
4. 煮熟后，加入适量冰糖调味即可。

番茄炒菜花

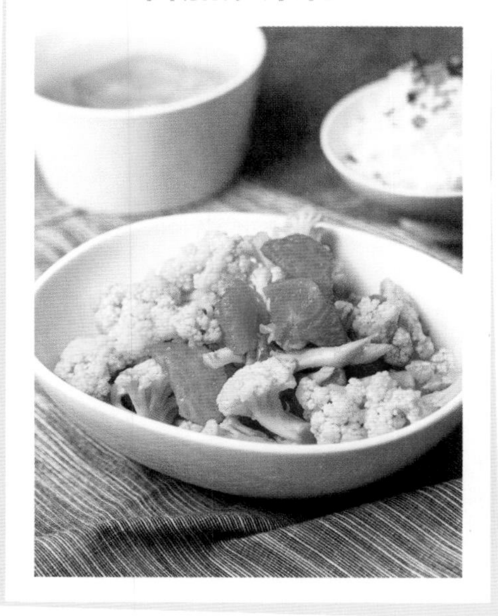

原料： 菜花 100 克，番茄 1 个，葱段、姜片、盐、油各适量。

做法：

1. 菜花洗净，掰成小朵，放入沸水中焯烫 2 分钟，捞出沥干；番茄洗净，切块。
2. 锅内倒油烧热，下入葱段、姜片爆香，放入番茄块，翻炒至软烂，沥出汤汁。
3. 再下入菜花，继续翻炒至熟透，加适量盐调味即可。

金汁鱼片

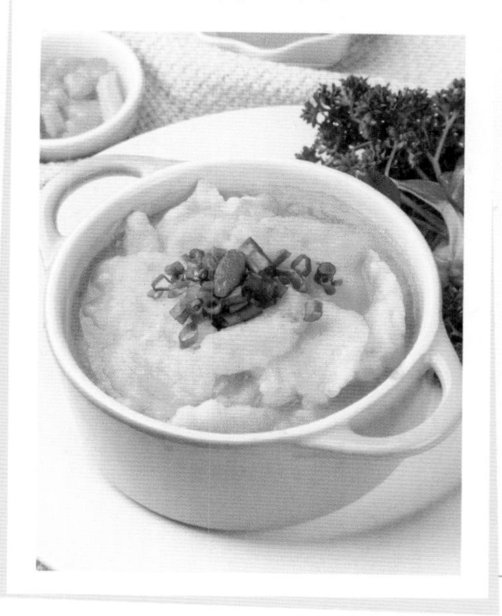

原料：鱼肉300克，南瓜200克，葱段、姜片、葱末、料酒、盐、油各适量。

做法：

1. 鱼肉切薄片，用葱段、姜片、料酒、盐腌制10分钟。
2. 南瓜去皮，切块，上锅蒸至软糯，碾成泥。
3. 锅中放油烧热，放入鱼片炒至八成熟，加入清水至没过鱼片。将南瓜泥放入锅中一起煮熟，出锅前撒上葱末即可。

清蒸大虾

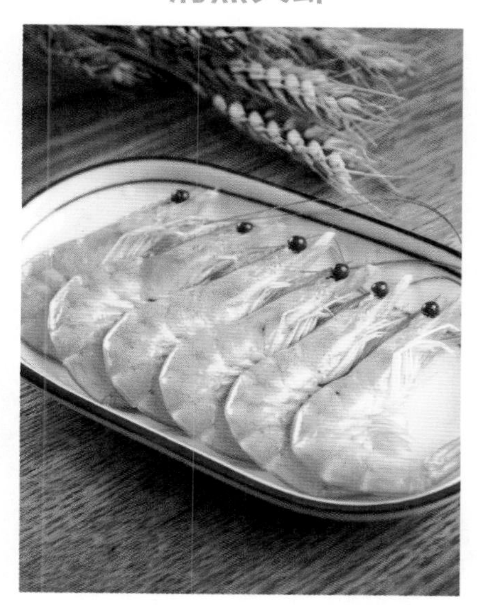

原料：大虾6只，葱段、姜片、醋、酱油、香油各适量。

做法：

1. 大虾择除虾线，洗净。
2. 大虾摆在盘内，加入葱段、姜片，上锅蒸10分钟左右。
3. 拣去姜片、葱段，用醋、酱油、香油调成汁，供蘸食。

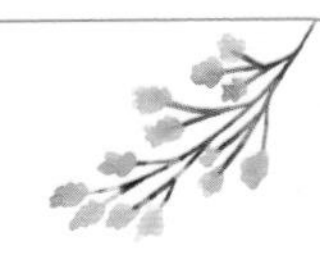

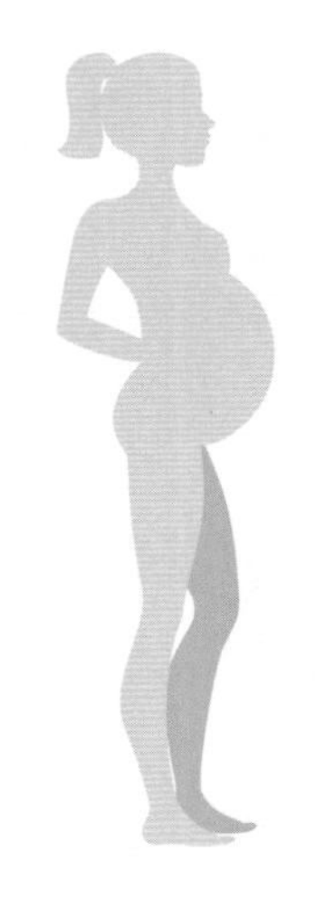

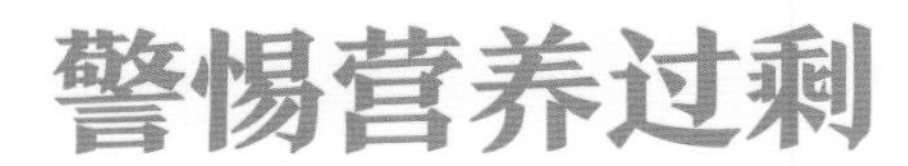

警惕营养过剩

孕妈妈如果体重增长过多建议适当控制饮食，适量减少含淀粉类食物，注意主食粗细搭配，多吃蛋白质、维生素含量高的食物，避免胎宝宝发育过大，造成分娩困难。

建议孕妈妈每天吃五六餐，以口味清淡、容易消化的食物为主，选择体积小、营养价值高的食物，减少营养价值低、体积大的食物。

孕晚期严忌：生冷食物、熏烤食物、高糖食物。

孕 9 月

鱼类代替部分畜禽类食物

孕妈妈在孕中期膳食的基础上每天需要增加 450 千卡能量，30 克蛋白质，200 毫克钙，9 毫克铁。换言之就是每天增加 200 毫升奶，125 克鱼、禽、蛋、瘦肉类食物，每周摄入一两次动物肝脏，每次 20~50 克。

如果孕妈妈体重增加过多，可以用鱼类代替部分畜禽类食物。鱼类的脂肪含量和能量低于畜禽类，又富含优质蛋白质。此外鱼类中的深海鱼，如三文鱼等，富含不饱和脂肪酸，对胎宝宝大脑发育有益。

食用畜肉时优选牛肉。100 克牛肉中脂肪含量为 2.3 克，蛋白质为 20.3 克，相比其他畜类，牛肉属于高营养密度的食物。同时，牛肉性温和，具有补益作用。

食用畜禽肉类时，尽量剔除外皮和肥肉部分，使体重增加过快的孕妈妈减少脂肪的摄入。

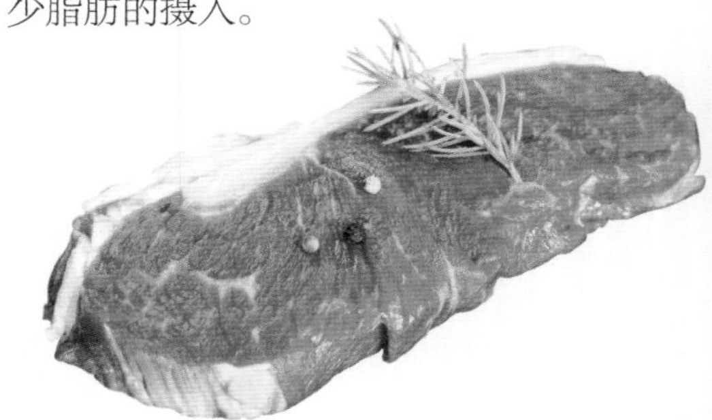

适当增加膳食纤维摄入

膳食纤维是健康饮食不可缺少的，它有增强饱腹感，降低血液中胆固醇水平，维持血糖平稳，进入肠道后，刺激肠蠕动，预防孕期便秘和痔疮的作用。

孕期膳食纤维摄入量

孕期膳食纤维每天推荐摄入量为 20~30 克，超重或有便秘的孕妈妈应摄入 30~35 克。谷物中膳食纤维含量较高，每天主食中粗粮应占到 30%~50%。豆制品中，不滤渣的豆浆保留了部分膳食纤维，推荐饮用。坚果含膳食纤维较多，但含脂肪也多，不宜大量食用。蔬果是人体中膳食纤维的重要来源。

一日膳食纤维摄入单

食物及克重	膳食纤维含量
燕麦 50 克	约 5.3 克
杂豆 50 克	约 1.5 克
坚果 10 克	约 2 克
水果 200 克(梨 + 苹果)	约 9 克
蔬菜(空心菜 200 克、西蓝花 100 克、香菇 50 克)	约 13.5 克
总计	31.3 克

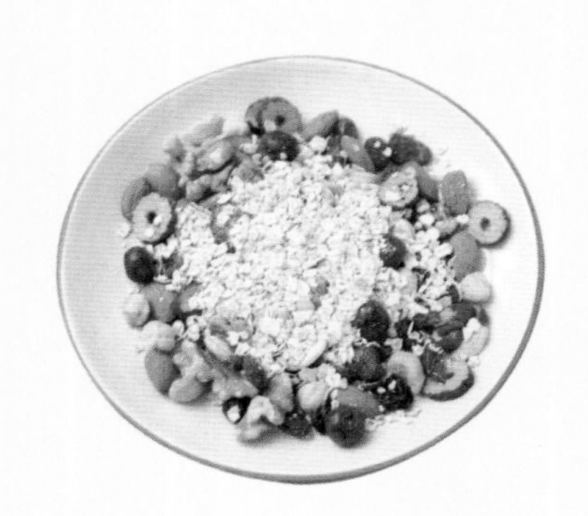

水果连皮带肉一起吃

膳食纤维分为非水溶性膳食纤维和水溶性膳食纤维，非水溶性的膳食纤维虽然可以促进肠道蠕动，但容易引发肚子疼；水溶性的膳食纤维虽然无法使肠道加快蠕动，但是可以帮助食物消化，使粪便柔软，易于排出。

孕妈妈摄入比例适中的两种膳食纤维，才能更好促进食物的消化和排出。一般果蔬的外皮含有大量的非水溶性纤维，而果肉含有丰富的水溶性纤维。此外水果果皮中的膳食纤维含量高于果肉，水果去皮后膳食纤维的流失量可以达到 24%~46%。因此，建议孕妈妈部分水果连皮带果肉一起食用。

一周膳食食谱

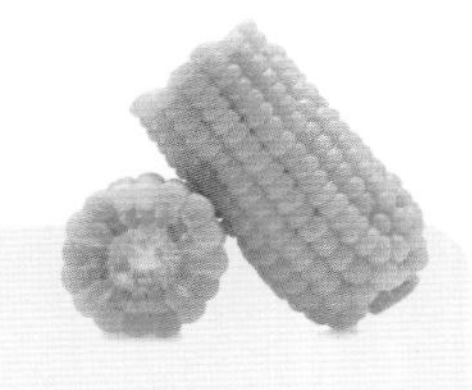

膳食指导

本月孕妈妈的腹部更大，消化功能也继续减退，容易出现便秘，因此，孕妈妈要多吃一些玉米、蔬菜等含膳食纤维多的食品。孕妈妈可以吃一些有补益作用，易于消化且营养丰富的食物，以更好地蓄积能量，为分娩做准备，如牛肉、淡水鱼等。

餐次 时间	早餐	午餐	加餐	晚餐	加餐
第一天	芝麻松饼 牛奶 凉拌紫甘蓝	米饭 鱿鱼炒芹菜 核桃仁莲藕汤	火龙果	番茄鸡蛋面 香菇油菜 莲藕蒸肉	牛奶 板栗
第二天	小米红枣粥（150页） 鸡蛋 拌豆角	黑豆饭 什锦烧豆腐 海带排骨汤	牛油果 虾仁 沙拉	芹菜杏鲍菇（151页） 香煎三文鱼 金针菇莴笋丝	松子 三明治
第三天	芝麻糊 鸡蛋 生菜沙拉	扁豆焖面 虾仁豆腐 香菇炖鸡	低脂 牛奶 饼干	西蓝花牛肉意面 菜花沙拉	混合 坚果 酸奶
第四天	烙饼 猪肝粥	虾肉水饺 银耳百合汤 韭菜炒鸡蛋	紫菜卷	打卤面 美味鸡丝 青椒牛肉片（150页）	红豆西 米露 芋头
第五天	鸡蛋 红薯粥 素菜包	南瓜饼 清蒸排骨 鱼肉白菜豆腐汤	苹果	南瓜粥 豆渣饼 香菇炖面筋	虾皮麦 片粥 圣女果
第六天	五谷豆浆 面包 香蕉	米饭 凉拌藕片 清蒸鱼 菠菜紫菜汤	牛奶 烤馒 头片	碎菜瘦肉粥 红枣小米发糕 盐水猪肝	煎鸡 胸肉 黄瓜
第七天	牛奶 鸡蛋饼 拌茼蒿	鸡丁饭 木耳炒油菜 番茄蛋花汤	果蔬汁 面包	米饭 炝炒藕片（151页） 豆焖鸡翅	香煎豆 渣饼 香蕉

一日膳食计划

孕九月主要营养素：膳食纤维

补充期推荐：孕中、晚期

作用：防止便秘，促进肠道蠕动

食材推荐：蔬果类、豆类、菌类和一些没有精加工的杂粮

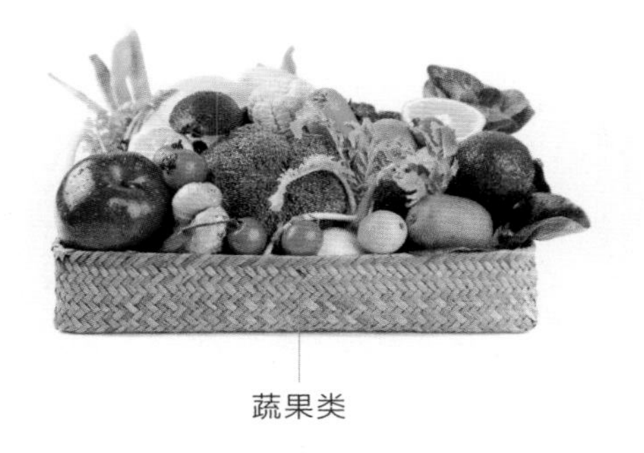

蔬果类

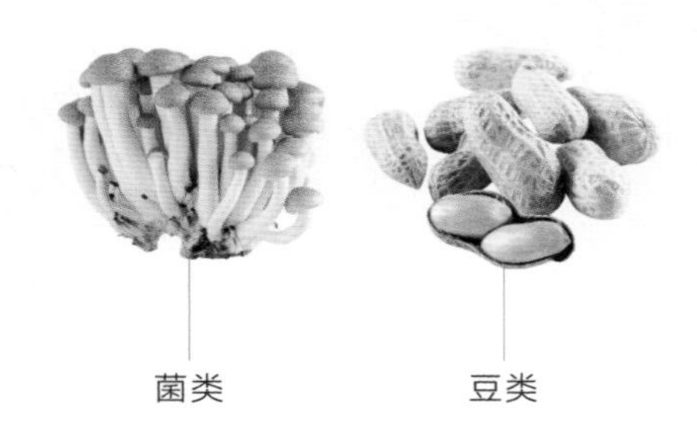

菌类　豆类

早餐

小米红枣粥（小米50克，红枣2个，红豆20克）

土豆饼（土豆50克，面粉50克）

鸡蛋1个

加餐：牛奶200毫升

中餐

二米饭（大米、小米各30克）

煲乌鸡汤（乌鸡200克）

炝炒藕片（藕片100克）

加餐：腰果20克

晚餐

芝麻酱花卷（芝麻酱30克，面粉50克）

青椒牛肉片（青椒100克，牛肉100克）

炒杏鲍菇（杏鲍菇100克，芹菜、红椒各50克，猪肉50克）

加餐：全麦面包100克

营养食谱推荐

小米红枣粥

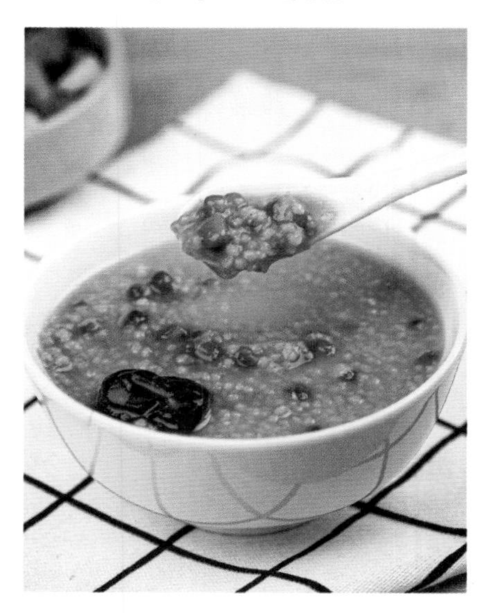

原料：小米 50 克，红豆 30 克，红枣 2 个。

做法：

1. 红豆放入清水浸泡 2 小时；小米淘洗干净。

2. 将小米、红豆、红枣放入锅中，加适量清水，大火煮开后转小火，熬煮 20 分钟即可。

青椒牛肉片

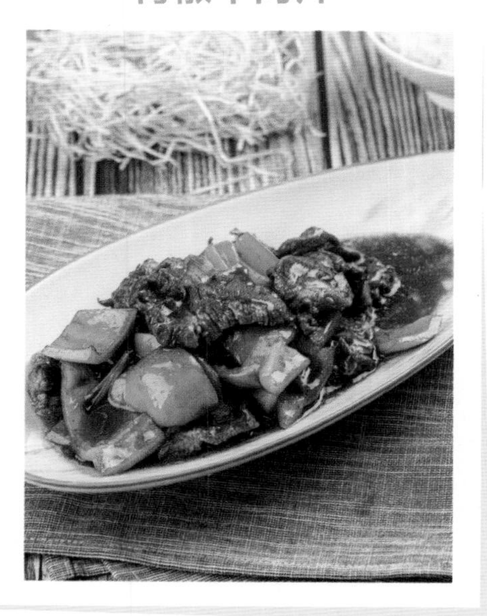

原料：牛肉 200 克，青椒 1 个，葱段、姜片、盐、水淀粉、油各适量。

做法：

1. 牛肉洗净、切片；青椒洗净，切成块。

2. 油锅烧热后放入葱段、姜片爆香，倒入牛肉，快速滑炒至变色，捞出。

3. 锅内留底油，下入青椒翻炒至变软，倒入牛肉继续翻炒至熟透。加盐调味，用水淀粉勾芡即可。

炝炒藕片

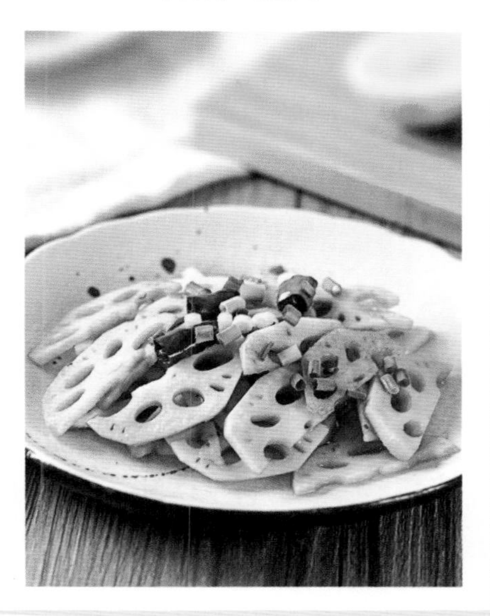

原料：藕 1 节，干辣椒、葱花、蒜末、醋、盐、油各适量。

做法：

1. 藕去皮、洗净，切成片。
2. 锅中放油烧热，爆香干辣椒、蒜末、葱花，加入藕片大火快速翻炒。加一点儿醋和水，将藕片炒至熟透。
3. 出锅前加盐调味，撒上葱花即可。

芹菜杏鲍菇

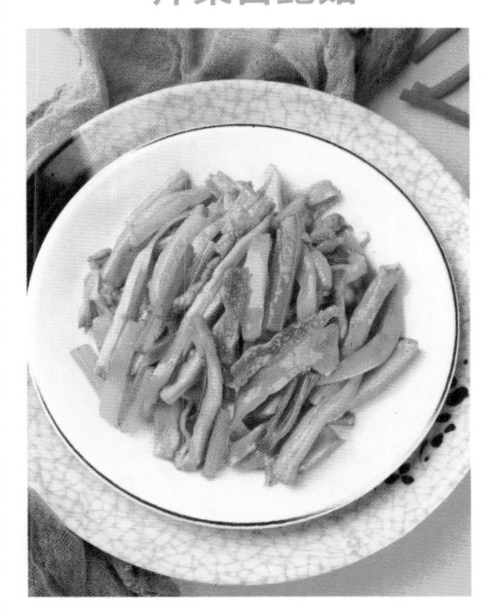

原料：杏鲍菇 100 克，芹菜、彩椒各 50 克，蒜末、姜末、盐、油各适量。

做法：

1. 芹菜洗净，切段；杏鲍菇、彩椒洗净，切条。
2. 油锅烧热，放入蒜末、姜末爆香，倒入杏鲍菇和彩椒翻炒。
3. 杏鲍菇炒出水后放入芹菜，待芹菜变软，加盐调味即可。

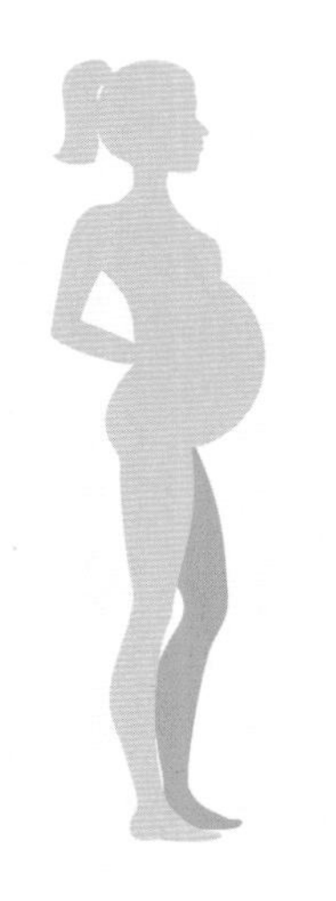

放松心态

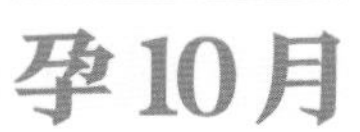

最后阶段，孕妈妈可能因为心理紧张而忽略饮食，这时家人应帮助孕妈妈调节心绪。怀孕最后 1 个月，孕妈妈应该限制脂肪和高热量食物的摄入，以免胎宝宝过大，影响顺利分娩。同时，为了储备分娩时消耗的能量，孕妈妈应该多吃富含蛋白质的食物。在这个月里，缺乏维生素，尤其是维生素 B_1，容易引起孕妈妈呕吐、倦怠、分娩时子宫收缩乏力，延缓产程。所以孕妈妈应每天多吃新鲜的水果蔬菜，注意饮食清淡。

摄入绿叶蔬菜补充维生素K

维生素 K 又叫凝血维生素，是血液正常凝聚所必需的营养物质。成年人每天维生素 K 的推荐摄入量是 80 微克，孕妈妈在此基础上并无增加，哺乳妈妈增加到 85 微克。绿色蔬菜中维生素 K 含量高，一般孕妈妈每天摄入 300~500 克蔬菜，就可以满足对维生素 K 的需求。此外，肠道中的细菌也可以合成少量的维生素 K。

正常情况下，人体不会缺乏维生素K，但维生素 K 依赖肝脏的代谢，肝脏有问题或患有慢性肠道疾病的孕妈妈可能出现维生素 K 吸收不良，突出表现为伤口愈合缓慢、不明原因瘀血、骨密度低等。

孕妈妈体中维生素 K 难以通过胎盘和乳汁传送给胎宝宝，胎宝宝的肠道中也缺乏能合成维生素 K 的菌群，胎宝宝出生后面临着由于缺乏维生素 K 而发生大出血的风险。因此，胎宝宝在出生之后要及时注射维生素 K。

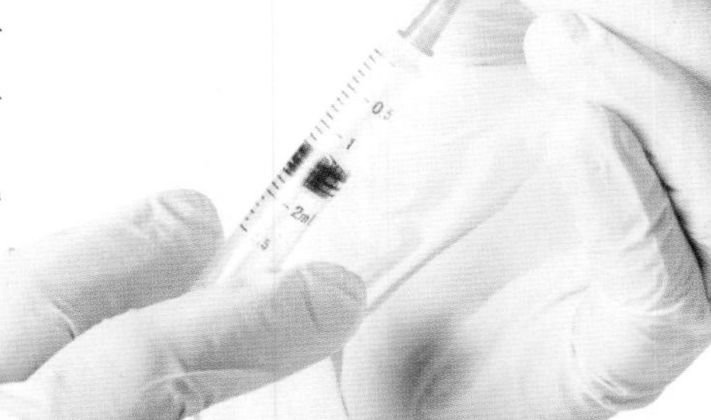

药物催产期间适当进食

大部分胎宝宝都是在预产期前后 1~2 周出生。如果预产期超过 1 周，孕妈妈还没有临产征兆，医生可能会使用催产药物。催产药物会引起子宫收缩，缩短产程，使胎宝宝更早地娩出。孕妈妈常常有错误的认知，认为催引产期间为避免呕吐等需要禁食，且由于宫缩导致疼痛，也往往不愿进食。但产程是个漫长的过程。在正常情况下医生会鼓励孕妈妈在催引产时适量进食，以清淡易消化，少量多次为原则，来维持机体正常的能量代谢，保证分娩时有充足的体力。

剖宫产前需禁食 8 小时

剖宫产前孕妈妈需要禁食 8 小时，禁饮 4 小时，因为如果术前进食，孕妈妈的肠道会比较充盈，在手术过程中可能损伤到肠管，增加手术风险。另外，术前进食可能在麻醉过程中发生呕吐和误吸，因为胃内容物为强酸性物质，一旦进入肺内易引发吸入性肺炎，所以孕妈妈剖宫产前不能进食。

顺产待产期间适当进食

由于孕妈妈临产前精神比较紧张，没有食欲，或者吃得少，但分娩可能会持续十几个小时，消耗大量体力，所以，顺产孕妈妈在待产期间还是要适当进食营养价值高和热量高的食物。同时，要求食物应少而精，易于消化。生产过程中消耗大量水分，孕妈妈临产前应多吃半流质软食。为满足孕妈妈热量的需要，临产前可以吃一些巧克力，但不宜过多。富含膳食纤维的蔬菜水果不宜多吃。

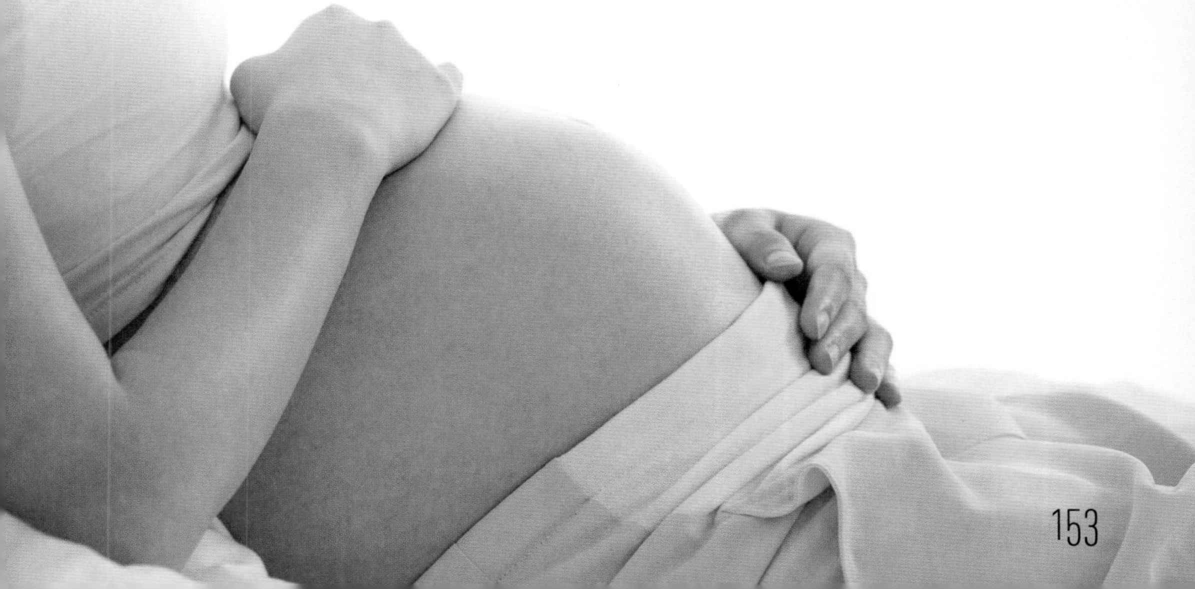

一周膳食食谱

膳食指导

临近分娩，孕妈妈要避免大吃大喝，导致营养过剩。这个阶段应该吃一些制作精细、易于消化、营养丰富、有补益作用的食物。孕妈妈还要注意预防便秘和水肿，进餐的次数每日可增至 5 餐以上，选择体积小、营养价值高的食物。

时间＼餐次	早餐	午餐	加餐	晚餐	加餐
第一天	山药粥 鸡蛋 蔬菜三明治	米饭 松子玉米 黄花鱼豆腐煲	全麦面包	鸡汤馄饨 拌豆腐丝	低脂 牛奶
第二天	鸡蛋卷饼 虾仁粥 炝胡萝卜丝	肉丝汤面 青椒肝片 炒西葫芦	低脂牛奶 核桃	绿豆薏米粥 上汤娃娃菜 （157 页） 花卷	松子
第三天	紫菜汤 小笼包	米饭 番茄炖牛腩 蒜蓉空心菜	南瓜饼	三鲜水饺 瘦肉冬瓜汤 豌豆炒虾仁	混合 坚果 酸奶
第四天	五谷豆浆 烙饼 凉拌黄豆海带丝	香菇鸡汤面 香煎带鱼	蛋奶布丁	花卷 鸭血豆腐汤 香菇油菜	玉米面 发糕
第五天	核桃芝麻粥 鸡蛋 西葫芦饼	米饭 肉末炒扁豆 西葫芦玉米 排骨汤	煎鸡胸肉 黄瓜	番茄菠菜鸡 蛋面 酱牛肉	虾皮麦 片粥 圣女果
第六天	牛奶 鸡蛋 奶酪三明治	红豆饭 芹菜牛肉丝 虾仁西蓝花	牛奶 烤馒头片	香菇蛋花粥 清蒸黄花鱼 蔬果沙拉（157 页）	薏米红 枣百 合粥
第七天	鸡蛋玉米羹 全麦面包 香蕉	牛肉意面（156 页） 西芹腰果 羊肉冬瓜汤	果蔬汁 苏打饼干	米饭 百合炒肉（156 页） 青椒炒豆皮	全麦 面包

一日膳食计划

主要营养素：维生素 B_1

补充期推荐：孕晚期

作用：避免产程延长，分娩困难

推荐食材：小麦胚芽、坚果、瘦猪肉、肝脏、大豆制品

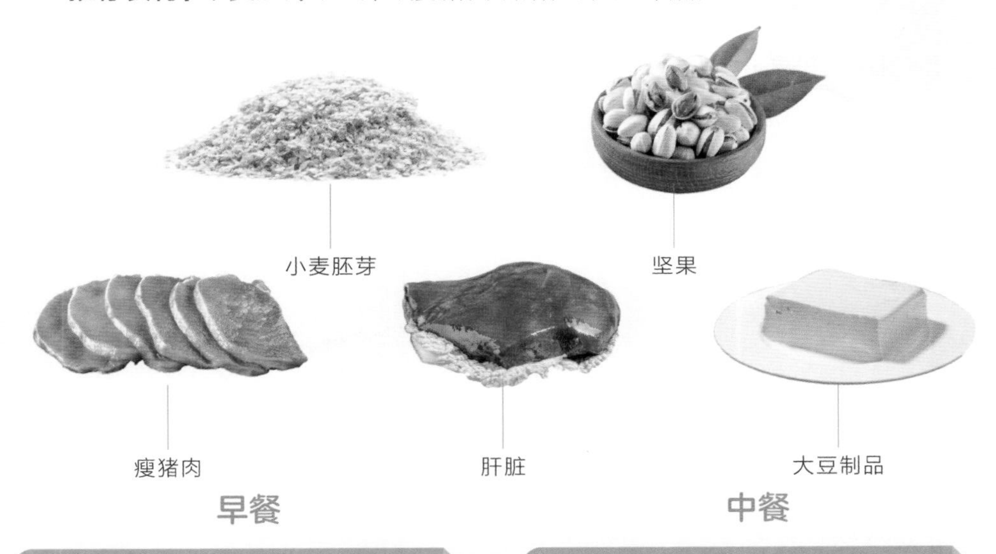

早餐

低脂牛奶（250 毫升）
西葫芦卷饼（西葫芦 50 克，面粉 40 克）
毛豆（50 克）

加餐：蔬果沙拉

中餐

牛肉意面（通心粉、彩椒、牛肉各 100 克）

上汤娃娃菜（娃娃菜 150 克，鸡蛋 1 个，香菇 20 克）

煎鳕鱼（鳕鱼 100 克）

加餐：核桃 20 克
无糖酸奶 200 毫升

晚餐

番茄面疙瘩（面粉 40 克，番茄 100 克）
百合炒肉（百合 50 克，猪肉 100 克）
白灼生菜（生菜 100 克）

加餐：全麦面包 100 克

营养食谱推荐

百合炒肉

原料：鲜百合50克，猪里脊肉200克，鸡蛋1个，盐、水淀粉、油各适量。

做法：

1. 里脊肉洗净，切片；百合洗净，掰成瓣。

2. 肉片用蛋清抓匀，加水淀粉搅拌均匀。

3. 油锅烧热，放入肉片翻炒至五成熟，倒入百合一同炒熟，出锅前加盐调味即可。

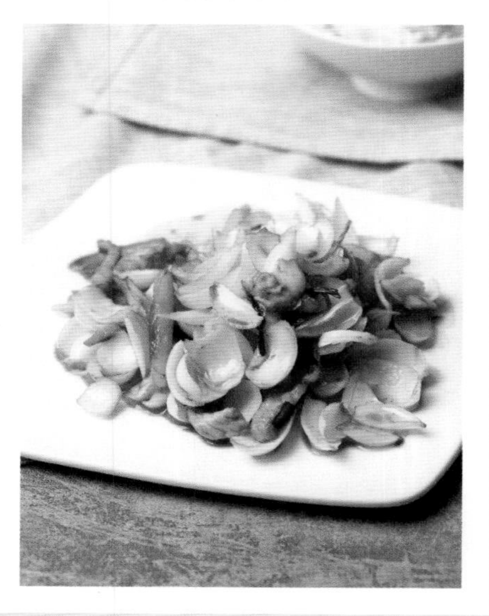

牛肉意面

原料：意大利面、彩椒、牛肉各100克，黑胡椒、橄榄油、盐各适量。

做法：

1. 彩椒洗净，切成条；牛肉切条，用盐腌制。

2. 油锅烧热，放入牛肉条翻炒；另起一锅，加水烧开，放入意大利面，煮熟。

3. 油锅烧热，放入彩椒翻炒，再放入牛肉、意大利面，出锅前加盐和黑胡椒即可。

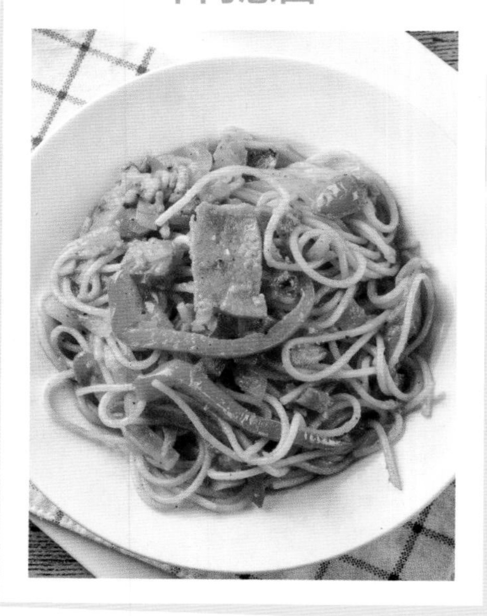

上汤娃娃菜

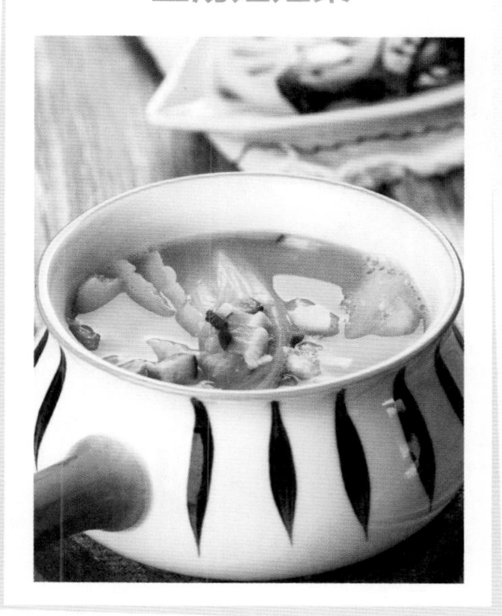

原料：娃娃菜 100 克，鸡蛋 1 个，香菇 20 克，蒜末、盐、油各适量。

做法：

1. 娃娃菜洗净，切成竖条；香菇洗净切丁。

2. 鸡蛋煮熟后捣碎。

3. 油锅烧热，放入蒜末爆香，放入鸡蛋碎小火翻炒，锅中倒水，放入香菇丁和娃娃菜，焖煮 8 分钟，出锅前放盐即可。

蔬果沙拉

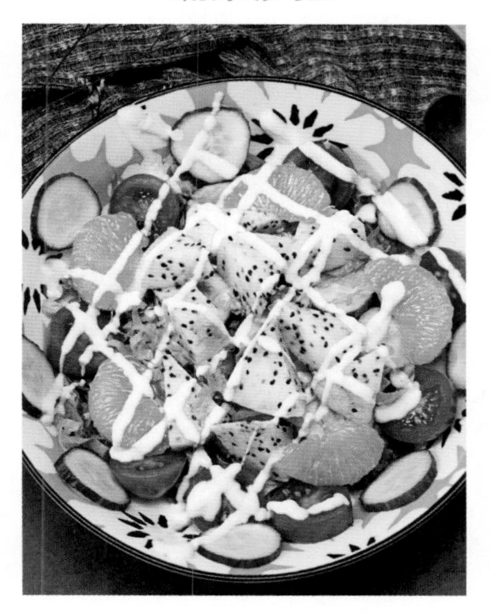

原料：火龙果 50 克，橘子 50 克，苦菊 30 克，圣女果 30 克，黄瓜、沙拉各适量。

做法：

1. 火龙果去皮，切成小块；橘子掰成小瓣；苦菊洗净；圣女果切成两半；黄瓜切片。

2. 将火龙果、橘子、苦菊、圣女果、黄瓜放入碗中，挤上适量沙拉酱，拌匀即可。

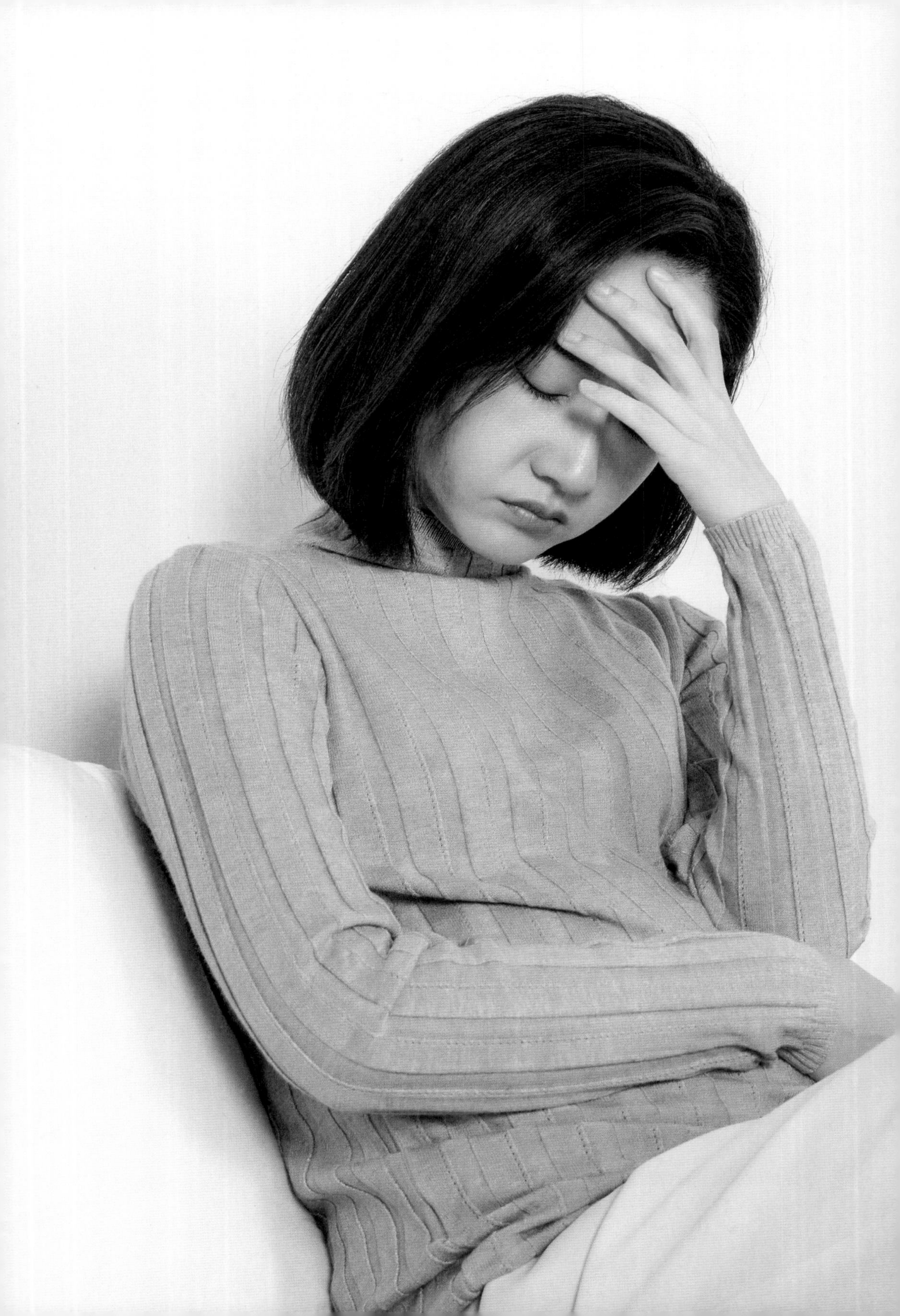

第四章 特殊状况的饮食调理

在怀孕过程中，孕妈妈在某些阶段可能会出现不适，如孕期水肿、便秘、精神抑郁等。这些问题几乎困扰着每一位孕妈妈。本章总结几大孕期常见的问题，重点在饮食上为孕妈妈提供缓解方案。通过饮食调整，预防和缓解一些孕期不适，帮助孕妈妈顺利度过整个孕期。

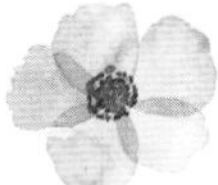

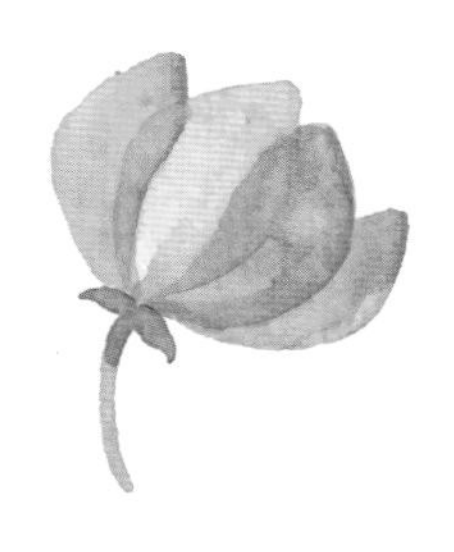

妊娠期糖尿病调理

孕妈妈不要认为妊娠期糖尿病离自己很遥远，我国妊娠期糖尿病的发生率逐年升高。国际糖尿病联盟估算，大约 16.8% 的孕妈妈在孕期存在不同类型的高血糖，这其中就包括妊娠期间的糖尿病。

妊娠期糖尿病的筛查

妊娠期糖尿病指妊娠期间糖耐量异常引起的高血糖，过胖或过瘦的孕妈妈容易患病。孕妈妈通常会在怀孕 24~28 周时进行糖耐量检查，在检查开始前，医院会先为孕妈妈抽血测空腹血糖，然后将 75 克葡萄糖溶入 300 毫升的水中，孕妈妈须在 3~5 分钟之内喝完。在服糖后的 1 小时和 2 小时后分别抽血化验。如果有任何一项大于或等于限定值，就可以诊断为患有妊娠期糖尿病。

筛查项目		指标（毫摩 / 升）
75 克糖尿病筛查	空腹血糖	＜ 5.1
	1 小时血糖	＜ 10
	2 小时血糖	＜ 8.5

不要为了控制血糖而不吃东西

孕妈妈不要为了控制血糖而拒绝碳水化合物的摄入，可以把部分精米精面换成粗粮，有利于控制餐后血糖。碳水化合物是人体三大能量来源之一，孕妈妈没有充足的能量摄入，就无法保证胎宝宝的正常发育以及母体的正常生理功能，如果出现低血糖会更加危险，糖尿病患者的血糖不要低于 3.9 毫摩 / 升。

孕期血糖控制目标	
空腹血糖	＜ 5.3 毫摩 / 升
餐后 1 小时血糖	＜ 7.8 毫摩 / 升
餐后 2 小时血糖	＜ 6.7 毫摩 / 升

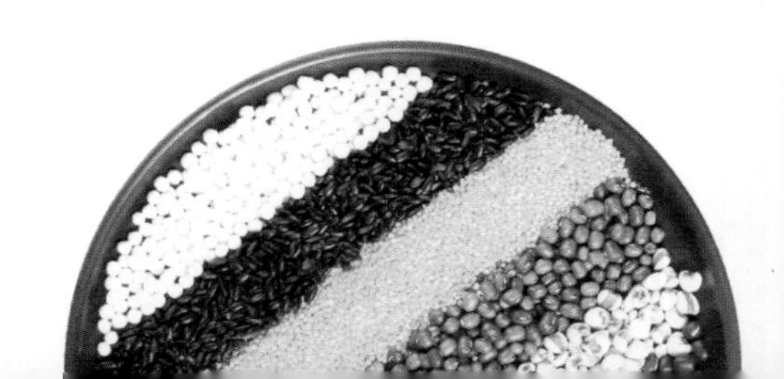

妊娠期糖尿病控糖方案

选择低升糖指数的食物

在总能量不变的情况下，多选用升糖指数低、高膳食纤维含量的食物，以减少体内血糖浓度的波动。草莓、苹果和猕猴桃可以作为水果的首选，香蕉、甘蔗、葡萄等含糖量较高的水果，不宜多吃；如果孕妈妈喜欢吃炸鸡，可以用烤鸡或是白斩鸡来代替，煎猪排可以改成卤猪排或白切肉。

控制添加糖

食品中的添加糖本身是纯粹的能量，它不含任何蛋白质、维生素或者矿物质。添加糖主要包括单糖和双糖，如葡萄糖、果糖、蔗糖（白砂糖、红糖、冰糖）等。果汁中的糖是食材中天然存在的，不属于“添加糖”。为了规避“添加糖”的标注，很多食品企业会用浓缩果汁来代替糖和糖浆，比如浓缩苹果汁、浓缩梨汁、浓缩西瓜汁等，其中通常是60%~70%的糖溶液，其实和糖浆并没有本质区别。

分配餐次

孕妈妈把一天的进食总量分成4~6餐，每餐摄入量减少，可以避免因一次进食大量食物造成血糖快速上升。

孕期营养与健康

如果孕妈妈经过调整后血糖仍然超标，那就要加用胰岛素了。适量的胰岛素注射对母体及胎儿来说都是安全的，并不代表使用了胰岛素就会形成依赖，但要严格遵守医生的诊疗方案。虽然本节内容涉及妊娠期糖尿病的饮食知识，但孕妈妈一定要咨询产科医生，以获得针对性的饮食、运动指导。

孕期常见食物 GI 表

血糖生成指数（GI）：指食物血糖生成指数，它反映了一个食物能够引起人体血糖升高能力。如果孕妈妈已经血糖超标，首先应在饮食上调整，除了减少使用高甜度食物，如奶茶、蛋糕、糖果外，一些高 GI 的食物也应当注意，下表中的高 GI 食物，孕期请对照参考。

食物种类	低 GI（≤ 55）	中 GI（56~74）	高 GI（≥ 75）
杂粮类	玉米、大麦、黑麦、荞麦、玉米糙、燕麦等		糯米片、玉米片等
米饭类	黑米等	米线、糙米等	糯米饭、白米饭、炒饭、年糕等
面食类	通心粉、藕粉、莕粉等	荞麦面、全麦粉面包、黑麦粉面包等	乌冬面、油条、烙饼、白小麦馒头、法棍面包、小麦面条等
豆类	黄豆、豆浆（无糖）、绿豆、红豆、扁豆、蚕豆、鹰嘴豆、四季豆、豆腐、豆干、魔芋、花生等		
蔬菜类	西蓝花、菜花、芦笋、芹菜、黄瓜、茄子、莴笋、生菜、青椒、番茄、菠菜、山药、芋头、香菇、金针菇等	胡萝卜、南瓜、山药等	红薯、土豆、土豆泥等
水果类	草莓、樱桃、猕猴桃、苹果、梨、桃子、蓝莓、树莓、柚子、西柚、橙子、葡萄等	芒果、菠萝、水果罐头等	红枣、榴梿、西瓜、荔枝等
肉类	鸡肉、羊肉、猪肉、牛肉等	贡丸等	肥肠、猪肚、牛肚等
蛋类	煮鸡蛋		蛋饺、煎鸡蛋
奶类	牛奶、全脂牛奶、脱脂牛奶、酸奶等	低糖乳料饮品等	炼乳、复合乳料饮品等
海鲜类	虾、鳗鱼、鲍鱼、鱼丸等		
糖类	果糖、乳糖、代糖等	蔗糖、蜂蜜等	葡萄糖、白砂糖、麦芽糖等
零食类	无糖果冻、凉粉等	酥皮蛋糕、比萨饼等	炸土豆片、薯片、冰激凌、胶质软糖、蛋挞、米饼等

妊娠期糖尿病一日食谱

餐次＼食物	主食类	蛋白类	蔬菜类	水果类	油脂类
早餐	无糖燕麦 50 克	鸡蛋 1 个 + 原味酸奶 250 毫升	黄瓜半根		少量油盐
加餐（早餐 2 小时后）		低脂牛奶 120 毫升 / 酸奶 200 毫升		苹果半个 / 黄瓜半根 / 番茄 1 个	
中餐	杂粮米饭 1 碗（大米 30 克 + 杂粮米 30 克）	瘦肉（大小约 1 手掌心）	非淀粉类蔬菜（约 2 个拳头）		少量油盐
加餐（午餐后 2 小时）	全麦面包 1 片 / 玉米 1 个	低脂牛奶 250 毫升		猕猴桃 1 个 / 黄瓜半根 / 番茄 1 个	
晚餐	杂粮米饭 1 碗（大米 30 克 + 杂粮米 30 克）	鱼肉（大小约 1 手掌心）	非淀粉类蔬菜（约 2 个拳头）		少量油盐
加餐（晚餐后 2 小时）	全麦面包 1 片 / 玉米 1 个			黄瓜半根 / 番茄 1 个	

自由进食的食物

蔬菜：除淀粉类食物（如土豆等），都可以自由进食；

饮品：纯净水、矿泉水、无糖菊花茶、无糖大麦茶；

调味品：除甜味酱外的调料。

推荐食用的主食类食物

适量吃粗粮，如全麦面包、全麦饼干、全麦谷物食品、燕麦、豆类等。

少量摄入或不摄入的食物

糖类：葡萄糖、方糖、红糖等；

酱类：巧克力酱、果酱、蜂蜜等；

饮品：甜味的即冲饮品、软饮料等；

零食：蛋糕、甜饼干、果冻、冰激凌、甜品、巧克力、太妃糖、软糖等；

水果：罐头或腌制水果、高甜水果；

油炸：炸春卷、炸薯条等。

糖、脂肪以及油脂的摄入会使体重增加，身体负担加重，令血糖难以控制。

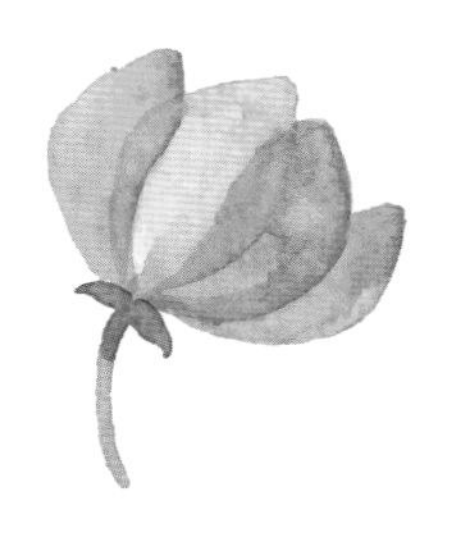

妊娠期高血压调理

妊娠高血压指的是孕期血压≥ 140/90 毫米汞柱，伴有或不伴有脏器方面的损伤。孕妈妈在妊娠 20 周到产后 2 周容易出现妊娠高血压。每一次产检，都要注意血压状况。

宋医生说营养——妊娠期高血压

大量研究表明，肥胖、孕期体重增加过多和妊娠期糖尿病是引起妊娠期高血压的危险因素。孕中、晚期，孕妈妈能量摄入过多，每周体重增长过快是导致妊娠期高血压的重要因素。孕妈妈的血液要分一部分供应给胎宝宝，血容量增加，如果血管张力不够，就容易出现血压升高。

妊娠期高血压也与孕妈妈环境和生理变化有关，孕妈妈精神压力过大，长期过度紧张都容易造成妊娠期高血压。孕妈妈缺钙、营养不良、家族有慢性高血压病史、体形偏胖等，也容易引起妊娠期高血压。

妊娠期高血压

血压在 130~139/80~89 毫米汞柱为妊娠期间正常血压值。依照国内外现有指南，妊娠期高血压定义为血压≥ 140/90 毫米汞柱，其中收缩压 140~159 毫米汞柱和舒张压 90~109 毫米汞柱为轻度高血压，收缩压≥ 160 毫米汞柱和舒张压≥ 110 毫米汞柱为重度高血压。

易患妊娠期高血压的孕妈妈

第 1 次怀孕的女性，尤其是年龄小于 20 岁，或大于 40 岁的孕妈妈；

双胎、多胎的孕妈妈；

有高血压易感因素的女性；

有遗传因素的女性；

有血管性疾病、肾病及糖脂代谢异常的女性；

超重或营养不良的女性。

妊娠期高血压饮食原则

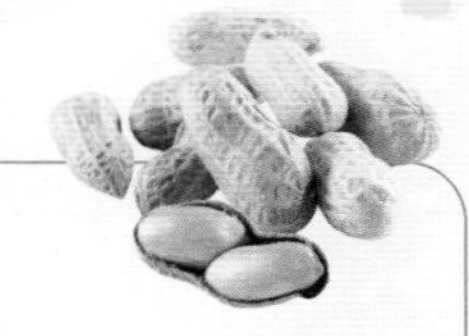

补充优质蛋白质

蛋白质不仅有利于胎宝宝大脑发育，更有助于血管舒张，降低血压。患有妊娠期高血压的孕妈妈因尿中排出蛋白质，常出现低蛋白血症，所以孕妈妈应该补充足量的优质蛋白质。

保证矿物质元素的摄入

钠盐的摄入是诱发高血压的主要原因，当钠摄入过量，会改变血管的渗透压，最终导致血压升高。钙可以调节血管收缩和舒张能力。钾能够促进钠的排出。

适当控制盐的摄入量

患有妊娠期高血压的孕妈妈通常会有不同程度的水肿，食盐中的钠具有潴留水分、加重水肿、升高血压的作用，所以患有妊娠期高血压疾病的孕妈妈，建议每天盐的摄入量在 4 克以下，即不到一个可乐瓶盖的量，其中包括烹调用盐及其他调味品所含钠盐的总量。

警惕食物中的隐藏盐，酱油、味精等这些家庭调味品中也是含盐的，6 毫升酱油相当于 1 克盐的含钠量。一个咸鸭蛋含有 4 克盐。加工肉制品、豆制品，比如火腿肠、午餐肉、臭豆腐、五香豆等含有很多的隐形盐。

食物营养成分表中的钠含量也是盐。钠元素和食盐的换算公式：食盐(克)= 钠(克)×2.54。在日常食用过程中，要注意看营养标签中钠的含量。

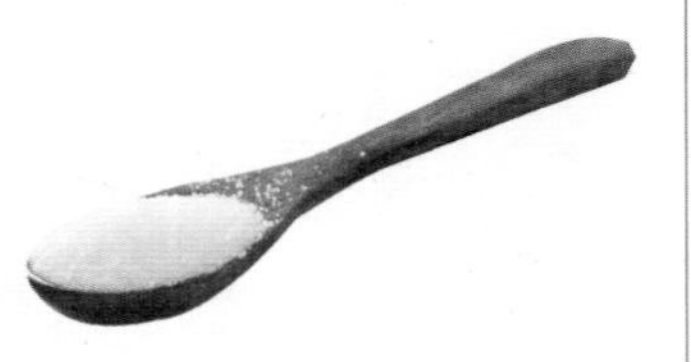

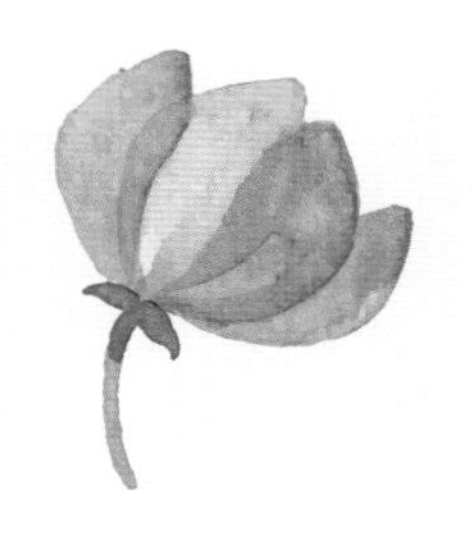

孕期便秘饮食调理

孕期最常见的问题就是便秘。便秘会增加孕妈妈体内毒素堆积，引起新陈代谢紊乱、内分泌失调出现精神萎靡、头晕乏力等症状，还会影响胎宝宝生长发育。怀孕后，尤其是从孕中期开始，就要留意便秘的问题。

富含膳食纤维的食物

中国营养学会推荐，每天摄入膳食纤维 25~30 克，可以促进胃肠道蠕动，帮助排便。

富含膳食纤维的食物，如杂粮类的玉米、小米、高粱、荞麦、燕麦、黄豆等；

蔬菜类的芹菜、韭菜、茭白、茄子等；

水果类的苹果、梨、菠萝、火龙果等；

此外，木耳、魔芋膳食纤维含量丰富，每 100 克的木耳含有 36.5 克的膳食纤维，每 100 克的魔芋含有高达 74.4 克的膳食纤维。

含脂肪酸和益生菌的食物

含脂肪酸的食物，包括各种坚果和植物种子，比如杏仁、花生、核桃、腰果等。建议孕妈妈每天食用 15~20 克坚果，约 1 手掌心的量。

含有益生菌的食物，包括各种风味的酸奶、乳酸饮料等，这些食物都含有较多的益生菌，尤其是双歧杆菌，既能促进肠道消化吸收营养，又能维持胃肠道的正常菌群结构及功能，调节胃肠道蠕动，更有利于排便。建议孕妈妈每天喝 1 杯酸奶。酸奶是牛奶发酵做成的，牛奶中的糖和蛋白质被分解为小分子结构，脂肪酸含量较高，更容易被肠道吸收。除鲜牛奶中的营养成分外，酸奶中还富含多种 B 族维生素，能够促进钙、磷等矿物质的吸收。

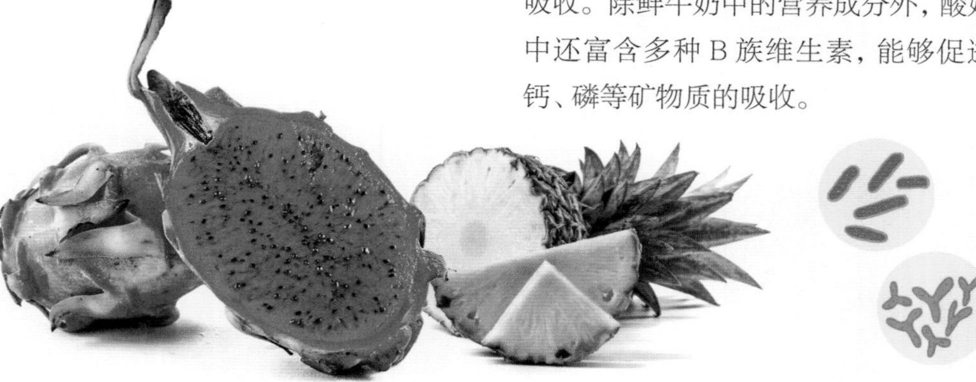

养成定时喝水的好习惯

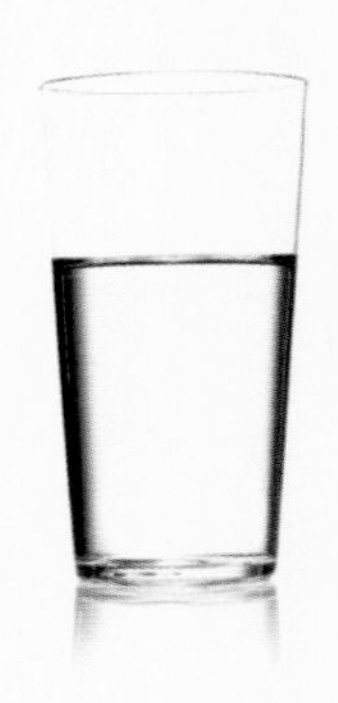

适量补充水分对预防便秘有好处。孕妈妈每天平均要喝1500~2000毫升的水，尤其每天早上起床时，空腹喝1杯白开水，更有利于促进胃肠的蠕动。

除了饮食调理外，孕妈妈还要保持心情愉悦，适当运动，定时排便，避免如厕时间过长。

在医生指导下选择缓泻药

胃肠道的调节往往不能立刻见效，如果孕妈妈调整饮食习惯后，仍然没有改善便秘情况，需要进一步咨询医生，使用缓泻药。

常用的缓泻药是乳果糖，这是一种益生元，在结肠内被人体微生物分解成乳酸和醋酸。它可以增加肠道内的益生菌以及短链脂肪酸的水平，维持肠道微生态平衡，促进肠道功能正常；另一方面，可以增加肠内渗透压，使粪便的容量增大，刺激胃肠蠕动，起到缓和的导泻作用。乳果糖是妊娠期间治疗便秘较为安全且有效的医疗手段。

此外，市面上也有很多益生菌、益生元的产品，可供孕妈妈选择。如果买来的益生菌、益生元是干燥粉末制剂，在使用时，需要用温度不超过40°C的水冲开后服用，冲泡时不要加入其他物质。干燥粉末制剂最好随吃随冲，减少在空气中的暴露时间。益生菌搭配益生元同时服用，往往会有更好的效果。

孕期营养与健康

孕妈妈不可自行使用开塞露等甘油灌肠剂，或者一些效果强烈的泻药，这些都可能会诱发宫缩，导致出现先兆流产或先兆早产的征兆。

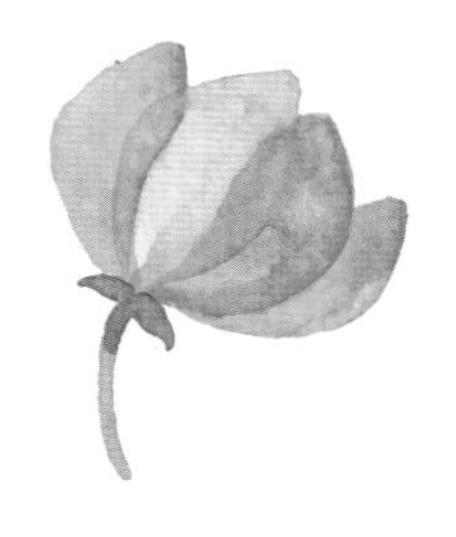

警惕孕期抑郁

孕产期是抑郁症高发期，高达一半以上的孕产妈妈存在不同程度的心理问题。越接近分娩，孕妈妈心里的紧张感会越强，这时候孕妈妈要关注自我的心理状态。如果不注意，很容易导致孕期抑郁。

孕期抑郁的表现

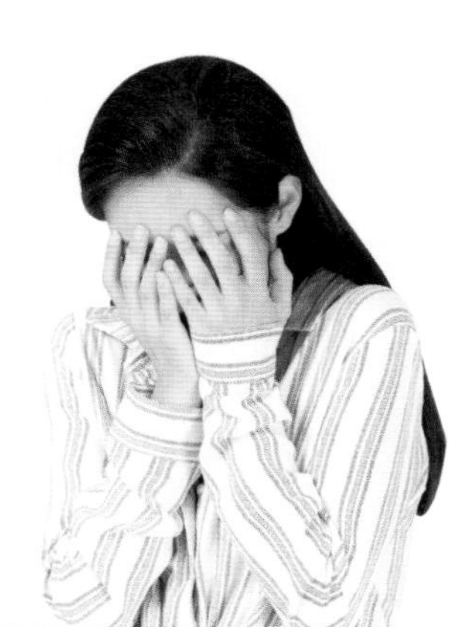

连续两周内，孕妈妈有以下 4 种及以上症状，则可能已患有孕期抑郁症。如果有其中的 1~2 种情况，也要引起高度重视。

（请使用以下清单自测）

- □ 不能集中注意力
- □ 睡眠不好
- □ 不停地想吃东西或者毫无食欲
- □ 持续地情绪低落
- □ 喜怒无常且焦虑
- □ 对什么都不感兴趣
- □ 经常想哭
- □ 容易发怒
- □ 有持续的疲劳感总是提不起精神
- □ 情绪起伏很大

孕期营养与健康

由于孕期抑郁症的一些症状容易与妊娠期某些反应混淆，如孕期呕吐、孕期睡眠障碍等，导致孕期抑郁症诊断起来并不容易。对于有抑郁情绪的孕妈妈而言，痛苦是真实存在的。孕妈妈出现抑郁症状时，其家人应予以关心、疏导，避免其一个人独处。此外，建议咨询专科医生就诊。

营养素帮助安抚情绪

大多数孕妈妈在孕中、晚期会产生焦虑情绪，孕妈妈除了要善于调节自己的情绪，补充关键营养素也能够帮助孕妈妈提神，安抚情绪。

富含叶酸的食物

叶酸缺乏与抑郁症的发生关系密切。巨幼红细胞性贫血患者最常见的并发症就是情绪抑郁，叶酸严重缺乏会导致巨幼红细胞性贫血，提高体内叶酸含量可以预防和辅助治疗抑郁情绪。叶酸含量丰富的食物有猪肝、鸡蛋、黄豆、菠菜、红苋菜、番茄等。

富含维生素 B_1 的食物

维生素 B_1 维持身体糖代谢平衡，维生素 B_1 缺乏时，需要糖来支持的组织就会受到损害，如神经组织。神经系统需要正常的糖代谢才能正常运行。据统计，有 1/3 抑郁情绪的患者表现出轻度、中度的维生素 B_1 缺乏。

维生素 B_1 含量丰富的食物有谷物、豆类、坚果、动物内脏等。

富含维生素 C 的食物

维生素 C 具有消除紧张、安神、静心等作用。它是制造多巴胺、肾上腺素等“能量激素”的重要成分之一。新鲜蔬果中含有丰富的维生素 C。

富含镁离子的食物

人体缺镁，情绪容易激动、忧郁，长期缺乏镁元素，会影响大脑和神经系统，从而出现情绪低落、思绪混乱等不良反应。镁含量丰富的食物有荞麦、大麦、黄豆、口蘑、香菇等。

富含脂肪酸的食物

缺乏 ω-3 多不饱和脂肪酸会引起情绪障碍，适量补充能起到预防和辅助治疗抑郁情绪的作用，对孕期焦虑、失眠、沮丧也有较好的调节作用。鳕鱼、带鱼、黄花鱼等都是富含这种脂肪酸的食物，孕妈妈可以适当食用。

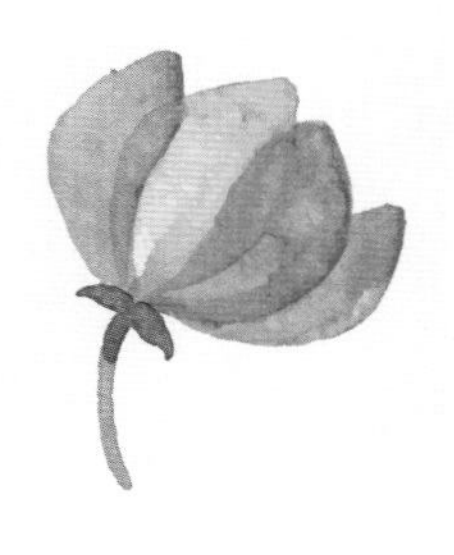

解决孕期身体水肿

孕妈妈不断增大的子宫压迫静脉，造成下肢静脉血液不畅，脚掌、脚踝、小腿会出现水肿。如果时值夏季，浮肿会加重，有时脸上也会有轻微浮肿。需要注意的是，有些水肿可能是由静脉血栓导致的，尤其是下肢出现水肿伴疼痛时更应警惕。若出现下肢静脉血栓应尽快就医。

少盐饮食

孕妈妈饮食要少吃盐，如果每天摄入过量的盐，使过多的水分贮于体内，会加重水肿。尤其是在孕晚期，要注意饮食清淡，合理摄入盐分，保证身体代谢的平衡。同时，保证丰富的果蔬摄入，果蔬中含有维生素、矿物质，具有解毒利尿的作用，有利于缓解水肿，如冬瓜、丝瓜等。

饮食疗法

蜂蜜加冬瓜仁 20 克，80℃温水煎服，每日三四次，对孕期水肿有缓解作用。

冬瓜加红枣，少盐或不加盐，长期服用，可缓解孕期水肿。

鲤鱼加冬瓜，炖成鱼汤，加入葱和蒜服用，可缓解孕期水肿。

赤小豆炖鲤鱼汤，吃豆和鱼，并喝汤，可缓解孕期水肿。

小麦芽、大豆粉、糯米糠各适量，加适量红糖做成小饼，上锅蒸，可缓解孕期水肿。

适当按摩运动

孕妈妈白天适当散步，但不要过度劳累，借助腿部肌肉的收缩促进下肢静脉血液流通。坐、卧时将双腿抬高，或抬腿适当按摩小腿。注意，按摩时从小腿下部逐渐向上，促进血液循环。

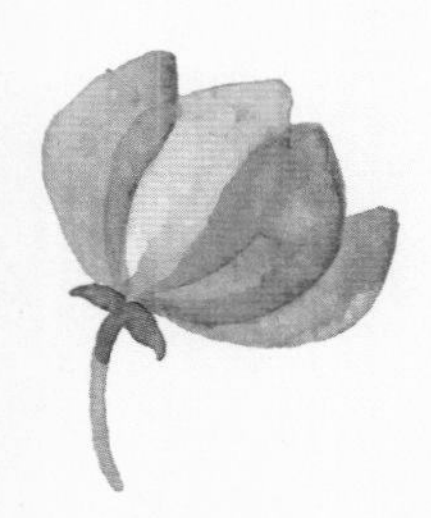

特别关照素食孕妈妈

素食孕妈妈可以通过食物交换的方法，把原本通过肉类食物来获取的营养物质，使用其他食物来代替。

每天谷类 250~400 克，其中全谷类 120~200 克，薯类 50~125 克。可以用全麦面包、胚芽面包、荞麦面或是糙米、小米加上大米一起煮，来代替平时吃的精米精面，补充更多 B 族维生素和矿物质。

每天吃 50~80 克豆类及大豆制品，豆制品完全可以像鱼虾一样提供优质蛋白质，如果不是严格的素食主义者，也可以通过喝牛奶、吃鸡蛋的方式来补充，每天一两杯牛奶，1 个鸡蛋就足够了。

每天吃 5~10 克菌类。

每天吃 300~500 克蔬菜，蔬菜 2 种颜色以上。除奶、豆制品外，深绿色蔬菜富含钙质，可以补充钙。每天吃 200~350 克水果，至少 2 种水果。

每天 1 份坚果（1 份约等于 2 个大核桃，10 颗大杏仁，10 颗腰果，1 勺南瓜子、亚麻籽或奇亚籽）。坚果和种子类食物可为人体提供多不饱和脂肪酸，核桃、亚麻籽和奇亚籽中含有亚麻酸，在人体内可转换为 DHA。此外，海藻油补充 DHA 的效果和鱼油一样好，也可以通过选用核桃油、亚麻籽油炒菜的方式间接补充。

孕期营养与健康

对于素食主义的孕妈妈，最需要注意的是补充维生素 B_{12}。由于维生素 B_{12} 只存在于动物性食物中，很容易缺乏，引起精神不振、抑郁、记忆力下降等多种认知功能障碍。建议每天选择含有 10 微克维生素 B_{12} 的综合维生素片给予补充。

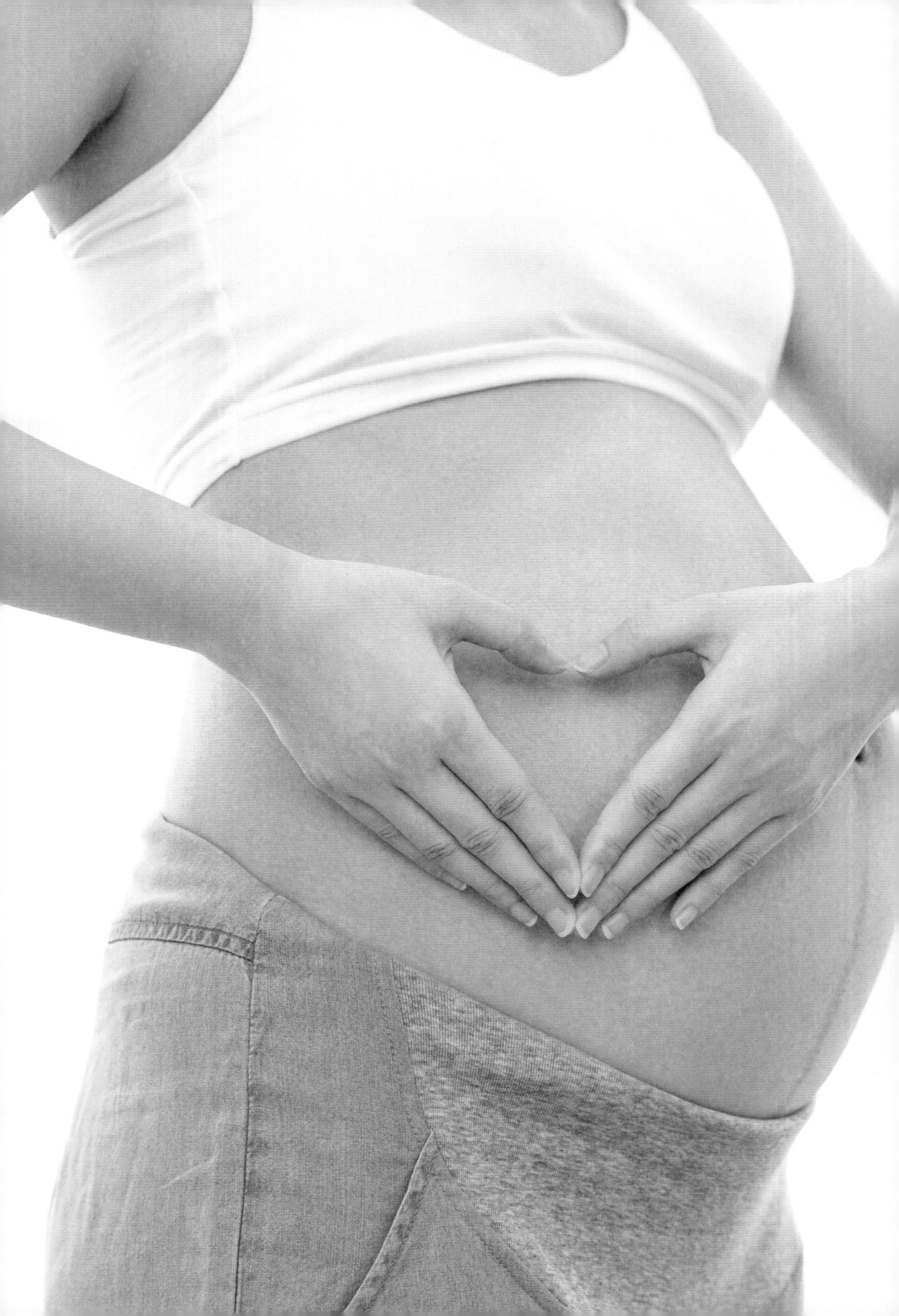

第五章
营养储备，为分娩加把力

即将和宝宝见面的最后时刻，孕妈妈也不要放松精神，依然要注意饮食均衡。分娩前要注意饮食均衡，以补充关键营养素。分娩时也要在宫缩间隙吃一些易消化、高营养密度的食物，以恢复体力。分娩后孕妈妈不要急于大量进补，饮食要清淡。

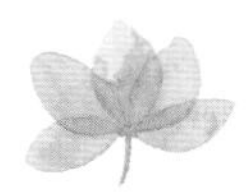

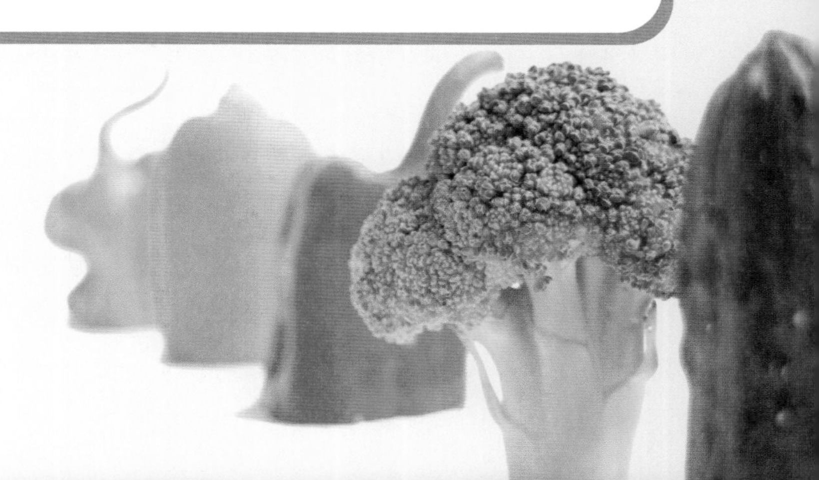

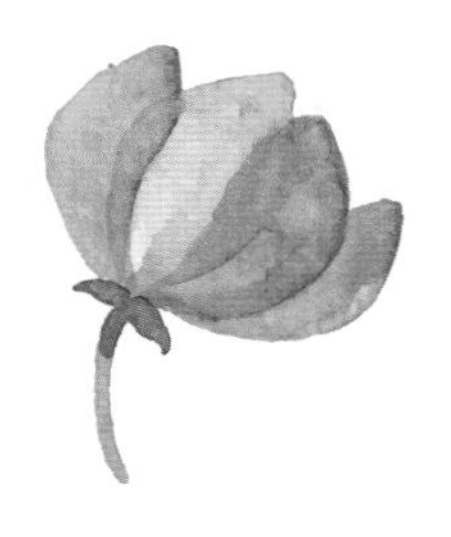

分娩前做好准备

临产前孕妈妈要注意营养，少食多餐，多吃高蛋白食物和便于消化吸收的流食，注意补充足够的水分。孕妈妈要吃好睡好，精力充沛，保持心情愉悦，从容地等待分娩。

是顺产还是剖宫产

分娩方式的选择是根据孕妈妈的基本情况和意愿，胎宝宝的大小等综合因素共同决定的。顺产和剖宫产各有优缺点，具体选择时需要听医生的专业评估。在孕妈妈和胎宝宝一切良好的情况下，医生是鼓励顺产的，而且顺产的好处也比剖宫产多。自然分娩若出血不多，无特殊情况，不少产妇生完当天即可下床活动以及正常饮食。产后 2~3 天大部分行动自如，可以出院。

分娩镇痛

临产前宫缩加剧，疼痛感可能会使孕妈妈换气过度，体力消耗，精神不济。无痛分娩能够帮助孕妈妈缓解疼痛，积攒体力，当宫口开全时，就有足够力量和精神完成分娩。无痛生产所使用药物的剂量和浓度都非常低，而且药物通过胎盘进入胎宝宝体内的量微乎其微，不会对胎宝宝产生不良影响。

原则上分娩镇痛不会让宫缩疼痛完全消失，但会将疼痛控制在较轻微的程度，利于产程的进展。

分娩前营养素摄入

铁：孕中、晚期孕妈妈要补铁元素，一方面满足胎宝宝体内储存铁的需求，另一方面就是为分娩失血做好准备，避免失血造成产后贫血。

锌：可以促进子宫肌收缩，加快产程，帮助孕妈妈顺利分娩。

维生素 K：参与凝血因子的形成，有凝血和防止出血的作用。分娩前，孕妈妈要注意维生素 K 的摄入，多吃花菜、菠菜、莴笋、动物肝脏等食物。

维生素 B_1：影响分娩时子宫的收缩，缺乏维生素 B_1 会使产程延长。

分娩前饮食禁忌

刺激性食物：辛辣的食物，如辣椒、胡椒、花椒等调味品刺激性较大，多食会引起便秘。气味较重的大蒜、韭菜，洋葱等也应该少吃。

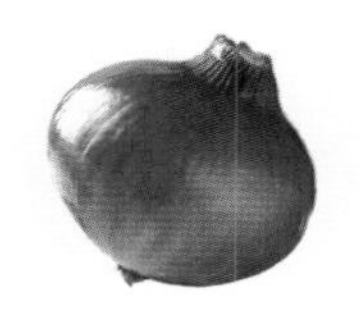

富含膳食纤维的食物：很多蔬菜、水果富含膳食纤维，不宜过多食用。因为膳食纤维会产生较多的粪便，当分娩开始时，孕妈妈用力屏气的时候可能把粪便也一起屏出来。

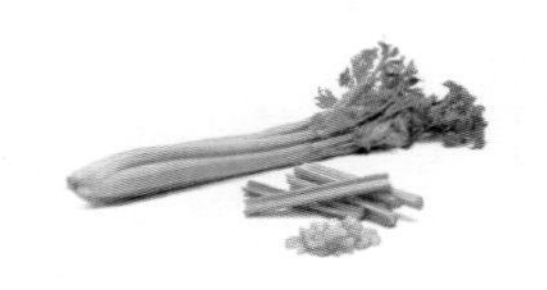

容易胀气的食物：容易胀气的食物吃多了会让肠道产生大量气体，孕妈妈生产用力的时候会不断排气，可能会觉得尴尬。因此要避免吃容易胀气的食物，如豆类、红薯、洋葱、萝卜、香蕉、蘑菇、圆白菜等。

分娩前宜吃食物

试产分娩过程当中需要孕妈妈持续的体力来支持，所以在分娩前可以多吃一些有营养价值和热量高的食物。对于血糖水平异常的原因，还是应当遵循医生的建议。

牛奶和粥：牛奶中的肽类具有镇痛作用，使人感到舒适，有利于缓解疲劳和精神紧张。而且临产时适合吃一些高热量的流食或半流食，及时为孕妈妈补充能量。

山楂：山楂可以促进宫缩，在产前食用可以给产妇助力。而且山楂含有丰富的山楂酸、柠檬酸，能够止渴、散瘀活血，还能帮助产妇排出子宫内的瘀血。

桂圆：桂圆是营养非常丰富的水果，为补血益脾之佳果，对于产后虚弱的人来说，适量吃些桂圆既能补脾胃之气，又能补心血不足。

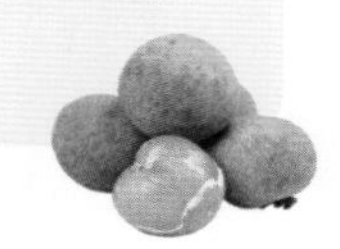

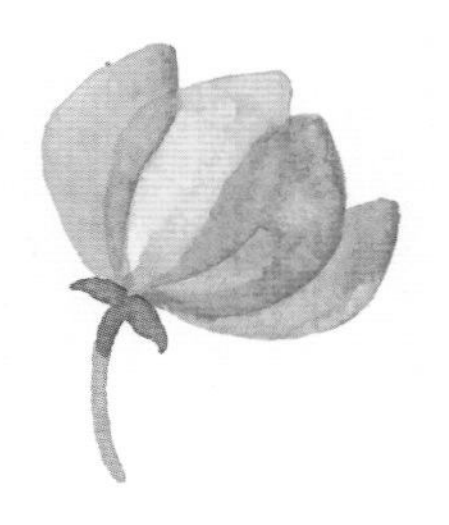

分娩时三个产程怎么吃

顺产分娩会花费较长的时间以及消耗体力，是对孕妈妈的一次考验。在分娩过程中，孕妈妈还需在饮食上多加注意，为分娩储备能量。

分娩时的征兆

见红

孕妈妈阴道流出鲜红的血丝或褐色分泌物就是"见红"，这是临产的一个征兆。通常见红 24 小时后会出现腹部阵痛。见红的出血量不多，可留在家观察。如果流血量较多，并伴有腹痛，应立即去医院。

破水

破水就是羊膜破裂，在临产前会有羊水从孕妈妈阴道内流出，如果破水，尤其是早产，臀位或横位胎儿，应立即平躺，防止脐带脱垂，及时去医院。

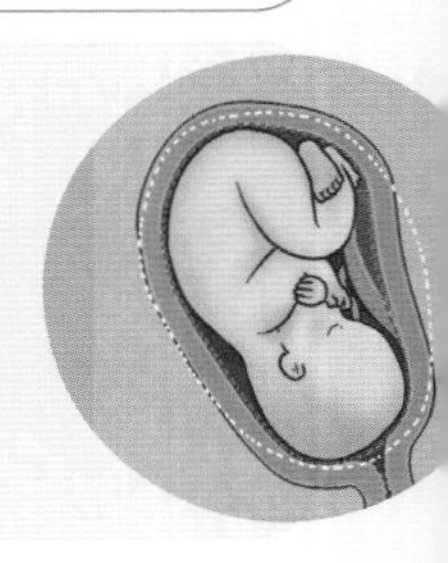

规律宫缩

孕妈妈感到子宫有规律地收缩并逐渐加强，频率也逐渐加快，就要准备好去医院。

分娩第一产程

宫缩频率：有规律的宫缩一般是 3~5 分钟 1 次，每次持续 30 秒到 1 分钟左右。到俗称的"开 10 指"，这个过程叫第一产程。

时间：初次生育的孕妈妈，第一产程大概会持续 12~16 个小时，也有的孕妈妈第一产程能够达到 20 多个小时。

表现：从开始规律宫缩到宫口全开。

饮食：第一产程要吃点食物，为之后的产程储备能量。孕妈妈可以选择一些清淡，容易消化的食物，比如八宝粥、谷物面包、功能饮料等，还可以提前补充一些B族维生素。

注意：少量多次进食，易消化、合口味、清淡不油腻。

分娩第二产程

从"开10指"到胎宝宝娩出，这一过程叫第二产程。

宫缩频率：宫缩频率一般是每2~3分钟1次，每次持续1分钟左右。

时间：需要1~2个小时。

表现：从宫口全开到胎宝宝娩出。

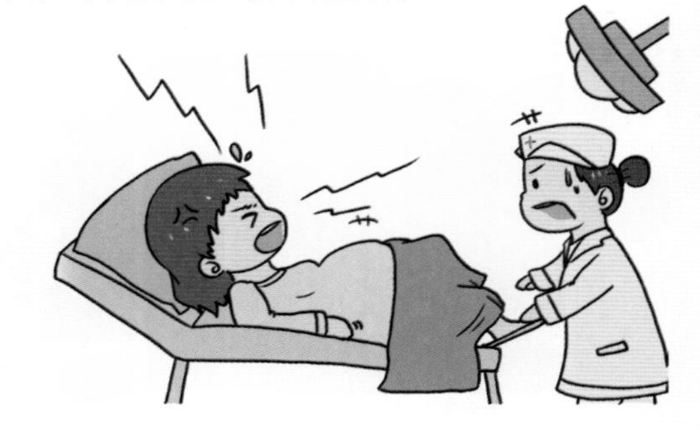

饮食：每次宫缩间隙，补充一些水分和能量，如巧克力、能量棒等。除了快速补充能量，还可以刺激中枢神经兴奋，调节紧张情绪。吃食物的时候要小口一些，避免呛咳。

注意：最好选择不含咖啡因，同时可以快速供能的运动饮料或清澈无渣的果汁。

分娩第三产程

到了第三产程，胎宝宝已经分娩，医护人员会继续帮助孕妈妈处理胎盘。

时间：一般不超过30分钟。

表现：胎盘娩出。

饮食：这段时间不再需要用力，放松下来，可以不进食，或少量吃些软食。

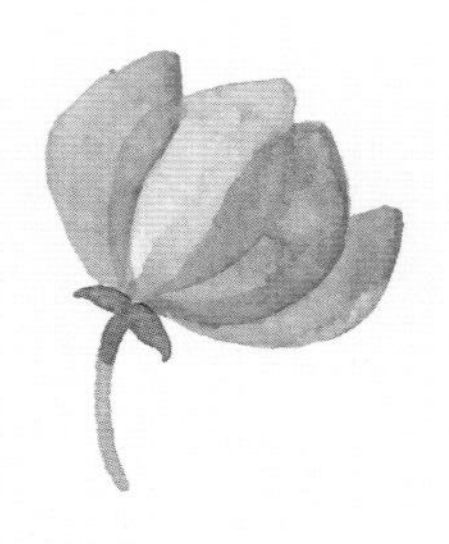

分娩后饮食注意事项

顺产妈妈分娩时消耗了大量的能量，出血也会导致蛋白质和铁的流失，因此产后初期会感到疲乏无力，分娩过后体力有所恢复时，新妈妈便可以开始进食。

分娩后顺产妈妈饮食注意

喝水

分娩过后，新妈妈的身体流失许多汗液、血液，还要分泌乳汁，哺喂宝宝，需要适量补水。

饮食清淡易消化

新妈妈由于乳腺管还未完全通畅，产后前两三天不要喝催奶汤或者补品，不然会引起胀奶，导致乳腺炎等疾病。分娩后多喝一些富含营养的清汤，如瘦肉汤、蔬菜汤、蛋花汤等。饮食上切忌油腻，也不需“大补”，正常进食即可。

忌吃回乳食物

有些食物具有“回奶”的作用，哺乳的新妈妈应忌食，如麦芽、大麦茶等。

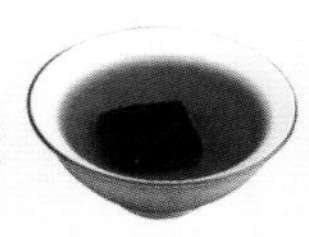

充足的营养摄入

充足的营养有助于新妈妈身体恢复和乳汁分泌。新妈妈应每天比孕前增加 80 克的鱼禽肉蛋类食物，或者食用大豆及其制品，保证额外摄入 25 克的蛋白质。新妈妈的钙摄入量比一般女性每天要增加 200 毫克，总量达到每天 1000 毫克。一般奶类食物含钙量高，而且易于吸收，是钙的最好食物来源。

分娩后剖宫产妈妈饮食注意

由于手术麻药的原因，孕妈妈分娩过后，身体反应低下，为了避免引起呛咳、呕吐的发生，孕妈妈术后 6 小时内需禁食禁水。

术后 6 小时内禁食

剖宫产手术会使用麻醉药，麻醉药会使肠道蠕动变慢，如果新妈妈过早进食，可能造成肠梗阻，不利于产后恢复。因此，手术后的 6 小时以内是不可以进食任何东西的。

排气是肠道功能恢复的信号，正常的情况下，排气快则需要 6 小时，慢则需要 1~2 天，新妈妈禁食 6 小时后宜服用一些排气类药物以促进排气。肛门排气后可以喝稀粥，等到有术后第一次大便后就可以逐步恢复正常饮食了。这时的饮食也应该以容易消化和清淡的为主。

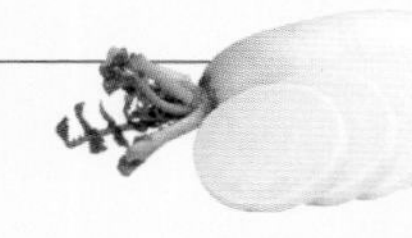

吃促排气的食物

剖宫产手术使肠道功能受刺激，肠蠕动减慢，肠腔内有积气，易造成术后的腹胀感。新妈妈不要食用易引起胀气的食物，尤其是所谓的“萝卜汤”，否则会更加重腹胀，也不利于伤口愈合。

豆类、甘蓝菜、西蓝花、洋葱、菜花、全麦面粉、白萝卜、香蕉等容易产生胀气。剖宫产后 3 天尽量不吃这些食物，后期再慢慢添加进食谱。

术后不宜吃得过饱

剖宫手术时肠道受到刺激，胃肠道正常功能被抑制。新妈妈需要从流质食物到半流质，再到普通食物，要有一个循序渐进的进食过程。如果多食会使肠内代谢物增多，食物在肠道滞留时间延长，不仅会造成便秘，而且产气增多，腹压增高，不利于新妈妈康复。

产后膳食搭配

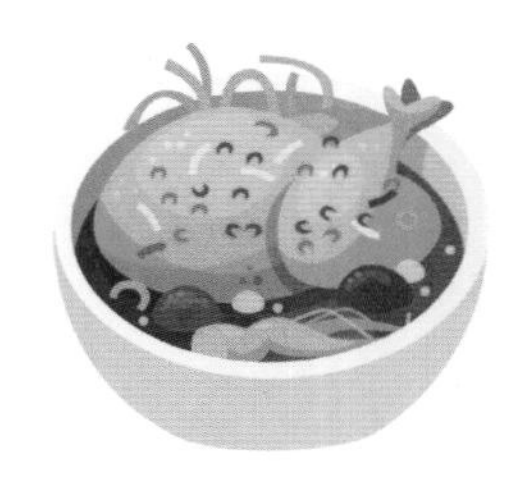

产后的营养安排对新妈妈的身体恢复和母乳喂养十分重要。新妈妈产后不要一味地进补，合理调整产后饮食结构，做到既清淡，又营养全面。

宋医生说营养——产后饮食

产后第 1 周不要大补，以免恶露不尽以及容易堵塞乳腺，造成堵奶。饮食宜清淡，拒绝油腻。

产后第 2 周新妈妈身体逐渐恢复，也有了食欲，可以吃一些补血的食物，调理气血。

产后第 3 周可以吃一些有利于乳汁分泌的食物。

产后第 4 周宜进一步调整身体的健康状况，均衡营养，增强免疫力。

产后大多数孕妈妈选择母乳喂养，这就需要产妈妈每日多摄入 500 千卡的能量。如果不喂奶可适当减少。

产后消化系统不好，需少吃多餐，以清淡为主，食物品种多样化，保证营养齐全。

每日膳食组成

谷类 250~300 克，薯类 75 克，全谷物和杂豆不少于 1/3；

蔬菜 500 克，其中绿色蔬菜和红黄色等有色蔬菜占 2/3 以上；

水果类 200~400 克；

鱼禽肉蛋类 220 克；

牛奶 400~500 毫升；

大豆类 25 克；

坚果 10 克；烹调油 25 克；

食盐不超过6克，适当限制食盐；

每周吃一两次动物肝脏，总量达 85 克猪肝或 40 克鸡肝。

预防乳腺炎

产后乳腺炎多表现为乳汁淤滞、乳房胀痛，伴有 38℃左右的低烧，局部可能会出现红肿、疼痛或痛性肿块等情况。

乳腺炎多是乳汁淤积在乳腺中，导致细菌滋生而发生。因此，产后一周内，新妈妈不要着急喝催乳汤或食用大补的食物。产后按需哺乳，每次哺乳时将乳汁排空。

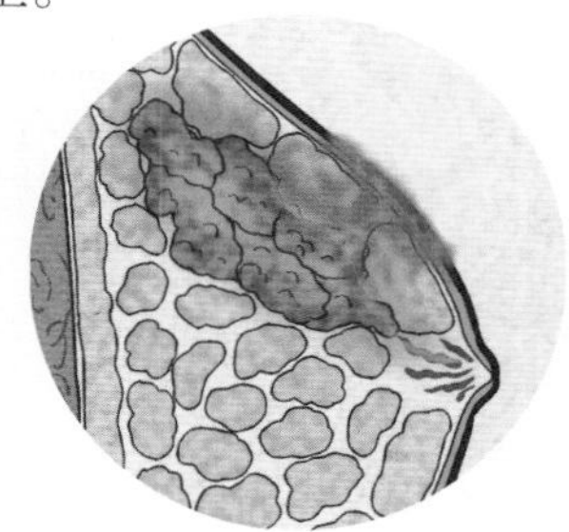

新妈妈发生乳腺炎要及时就医治疗，在饮食上多吃清淡而富有营养的食物，多吃新鲜的瓜果蔬菜。同时多喝水，有利于乳汁通畅，缓解乳房胀痛。

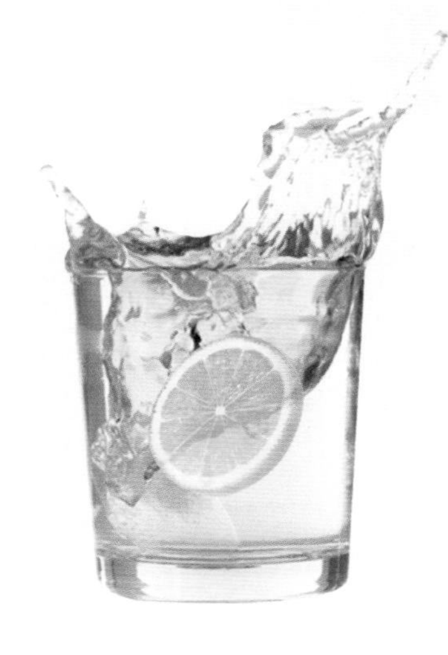

木瓜鲫鱼汤

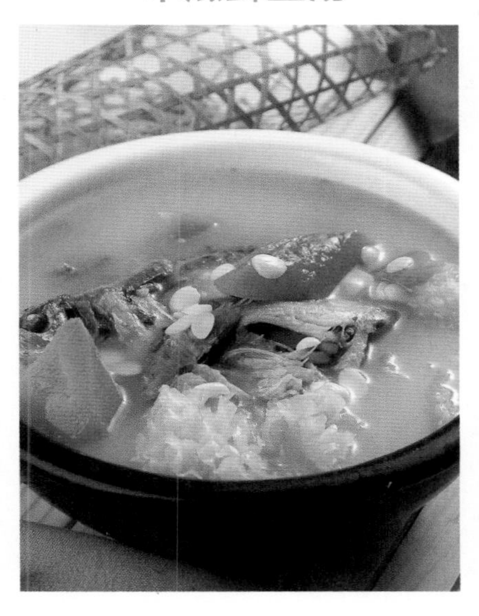

原料： 木瓜 200 克，鲫鱼 1 条，银耳 10 克，百合、料酒、姜片、盐各适量。

做法：

1. 木瓜洗净，去皮，切成块；鲫鱼处理干净；银耳泡发，撕成小朵；百合用水泡开。
2. 将鲫鱼放入锅中，加料酒、姜片、和适量水，大火煮沸，放入木瓜、百合、银耳，转小火炖煮。
3. 煮至鱼熟汤白，加适量盐调味即可。

帮助排尽恶露

分娩后，随着子宫蜕膜脱落，坏死的蜕膜、血液等组织从阴道排出的就是恶露。产后恶露一般在 20 天内完全排尽。然而一些新妈妈产后恶露会超过这个时间，较长时间出现淋漓不断，为恶露不尽。

产后一周不宜大补以及吃羊肉等温热性食物，还要避免寒冷和生冷的食物。

饮食清淡。辛辣食物不宜吃，它们不利于伤口愈合。新妈妈应在饮食清淡、稀软的基础上多样化。

山楂促进排出恶露。山楂具有促进消化，消散瘀血的作用。山楂与红糖一起做成山楂红糖饮，可以帮助新妈妈化瘀散血，排尽恶露。

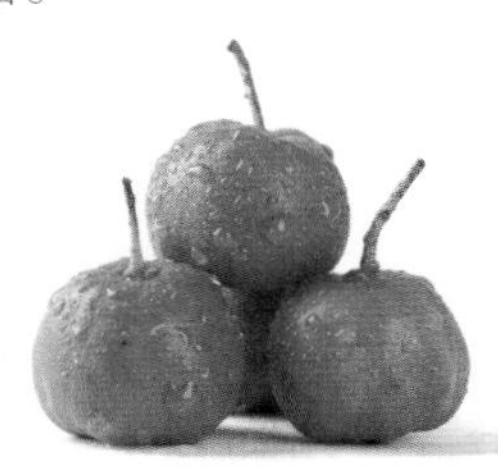

山楂红糖汤

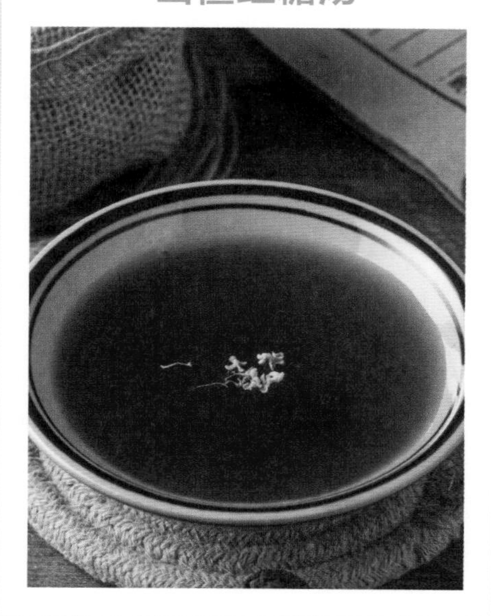

原料：山楂干、红糖、薏米、芡实各 9 克。

做法：

1. 将山楂片、芡实、薏米一同装入纱布袋内，扎紧。

2. 锅里倒入适量清水，放入料袋，大火烧开后，放入红糖，转用文火煮半小时，捡去料袋即成。

调整乳汁不足

吮吸是促进母乳分泌的最佳手段。宝宝吸吮的频率越高，妈妈大脑垂体接收到的信号就越多，那么乳汁产生的也越多。因此，增加宝宝的吸吮次数，当宝宝饿了，先选择喂乳汁，不够再加配方奶粉。

营养是泌乳的基础，新妈妈保持多样化的食物。此外注意补充水分，其中包括饮用水、汤水或者蔬果等，如果水分不足，会阻碍乳汁的分泌。

有了宝宝之后，新妈妈的睡眠变得碎片化。如果频繁出现睡眠不好，或是生气、压力过大的情况，可能会出现回奶的现象。建议新妈妈在宝宝睡觉的时候也抓紧睡一觉，白天请家人多照看一下宝宝，尽量补充睡眠时间，促进身体的恢复和泌乳。

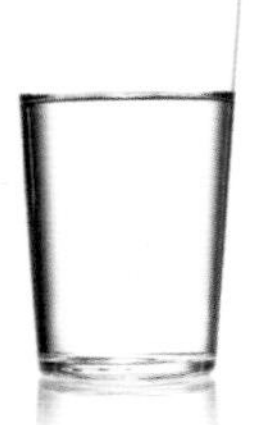

哺乳过程中遇到的各种问题都可能使新妈妈心情低落，要学会自我调节情绪，对生活保持热情，对美好多一点期待，也和朋友、家人多交流，每天能够快乐地生活和哺乳。

银耳羹

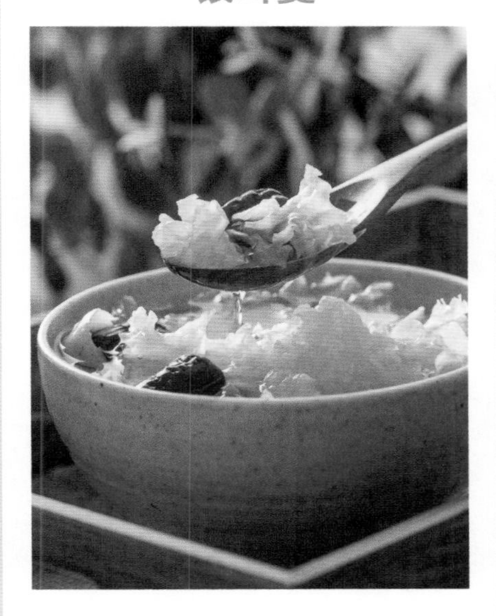

原料： 银耳 1 朵，红枣、冰糖各适量。

做法：

1. 银耳泡发洗净，摘成小朵；红枣洗净。
2. 银耳、红枣一同放入锅中，加水，大火煮开后转小火煮 1 小时。
3. 出锅前加入冰糖调味即可。

产后痔疮

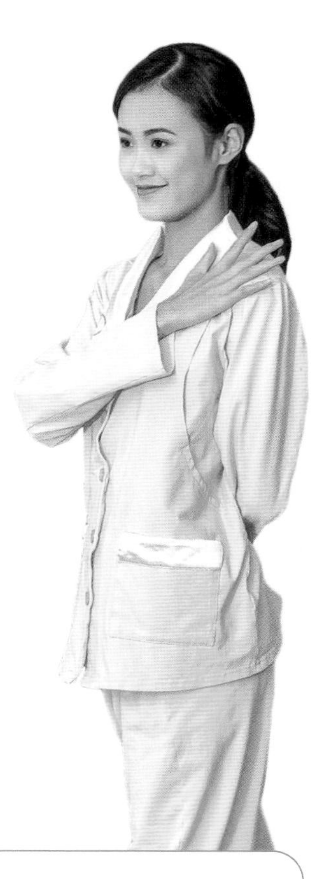

产后痔疮是很多新妈妈面临的问题，其主要原因是孕晚期子宫压迫肛门，使血液回流受阻，导致痔疮。产后腹壁肌、肛提肌等肌肉松弛，容易诱发产后痔疮。

坚持规律的饮食作息，养成固定时间排便的习惯，既不憋便，也不长时间排便；保持大便通畅，多吃蔬菜、水果及富含膳食纤维的食物，或冲服可食用的纤维素，加强肠蠕动，减少便秘。

多喝水能帮助肠道蠕动和软化粪便。新妈妈要适当运动，不能久坐不动。

产褥期间，注意饮食结构，避免辛辣刺激性的食物，注意肛周卫生。避免月子期间上火，加重痔疮。

丝瓜蛋花汤

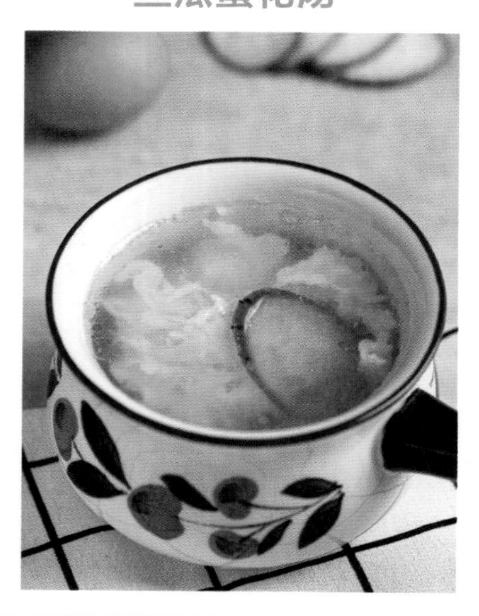

原料：丝瓜半根，鸡蛋1个，葱丝、姜末、盐、香油各适量。

做法：

1. 丝瓜洗净，去皮，切成片；鸡蛋在碗中打散。
2. 油锅烧热，放入葱丝、姜末翻炒倒入适量水，放入丝瓜片。
3. 丝瓜片煮至断生后将鸡蛋液倒入，放少许香油和适量盐即可。

产后失眠

产后失眠是一种常见的睡眠障碍，新妈妈产后精神紧张，哺育婴儿压力较大，激素水平变化以及新妈妈在生产过程中，由于失血或产后母乳喂养，导致体内钙流失过大，从而出现夜间睡眠较差甚至失眠的症状。

睡眠调整

保持心情舒畅，可提高睡眠质量。睡前不要有太多思绪，放空大脑，放松身体。

保证充足的膳食，包括多食富含维生素的食物，平时多食蔬菜水果，改善失眠状况。睡前喝一杯温牛奶，有助于睡眠。睡前 2 小时之内不要过多进食，否则会影响消化系统。

新妈妈经常进行体质锻炼和身体锻炼，以提高身体素质，有助于改善失眠状况。

香橙蒸蛋

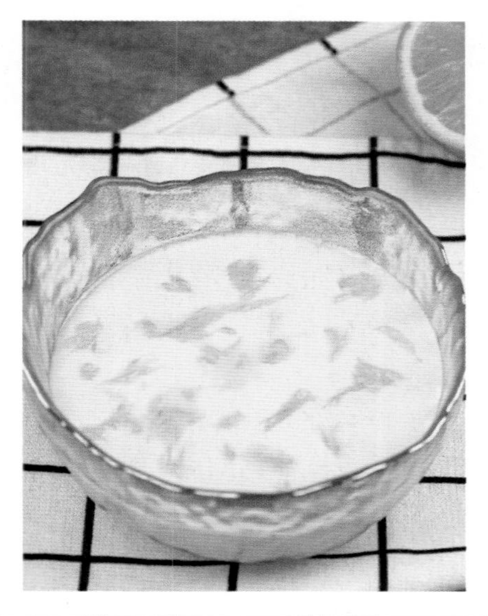

原料：橙子 1 个，鸡蛋 2 个，牛奶适量。

做法：

1. 将鸡蛋打入碗中过细筛；将橙子切开，取出部分果肉，放入鸡蛋液中。
2. 在鸡蛋液中加入适量牛奶，搅拌均匀。
3. 将盛鸡蛋液的碗覆盖薄膜，扎几个小孔，上锅蒸 10 分钟即可。

积极进行产后康复

修复盆底肌

盆底肌就像是一张弹簧网，兜住我们内部的很多器官，控制着排尿排便功能，是维持女性阴道紧缩度的关键。许多新妈妈由于生产后没有及时修复盆底肌，在产后的日常生活中容易出现尴尬的状况，如突然咳嗽或者突然起身时出现漏尿等，这就是盆底肌没有修复好的缘故。

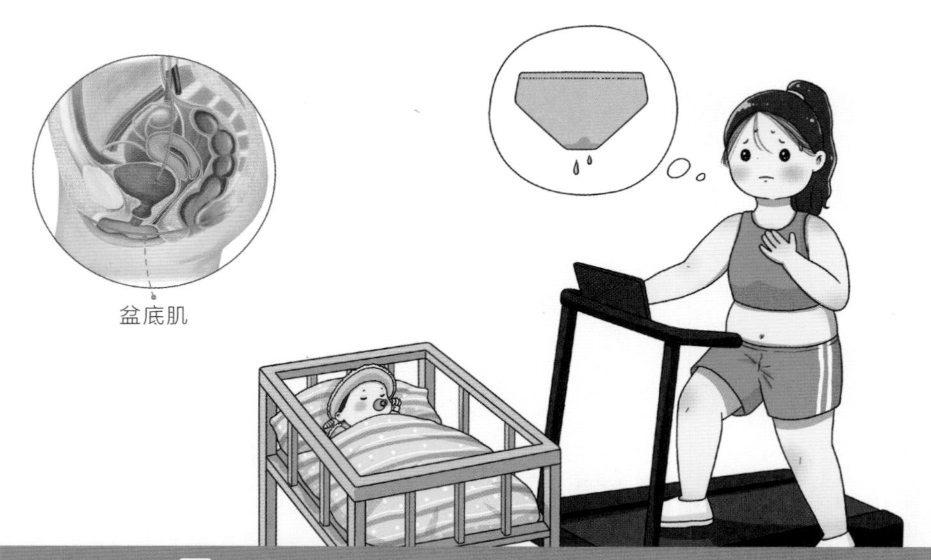

宋医生说营养——修复盆底肌

盆底肌属于肌肉群。怀孕 5 个月开始，由于子宫的压迫使得盆底肌逐渐松弛。肌肉是有记忆的，产后盆底肌的记忆停留在松弛的状态，因此产后要及时进行修复。

产后 42 天到半年都是属于盆底肌修复的最佳时机，但是治疗之前要去检查一下白带，如果有阴道炎的话，需要先治疗阴道炎再进行盆底肌康复治疗。剖宫产妈妈建议从产后开始练习修复盆底肌运动。不建议生完宝宝后立即做运动，因为产后盆底肌肉还没有恢复，要等到盆底肌肉恢复了再做。

修复盆底肌的方式

修复盆底肌的方法主要包括三种：盆底肌锻炼、生物反馈疗法、电刺激疗法。电刺激是通过导电体发射低频电流，直接刺激神经肌肉兴奋收缩，增强神经兴奋性，改善肌力，这是一种被动的治疗方式，对于盆底肌肌力比较弱，感受不到盆底收缩的新妈妈，可以先用这种方式治疗。

生物反馈疗法是采集肌电信号分析处理后，形成图像或声音，反馈至新妈妈，医生指导新妈妈正确收缩和放松盆底肌肉。目前医院常规的治疗方式基本上都采用生物反馈联合电刺激治疗，是一种主被动结合的治疗方式。

运动修复盆底肌

抬头运动：平躺姿势，吸气时下巴尽量上抬，呼气时下巴尽量向胸部靠拢。
提肛运动：平躺仰卧在床上，以头部和两足跟作为支点，抬高臀部，同时收缩会阴部肌肉，然后放下臀部，放松会阴部肌肉。
脚趾抓豆：用脚趾头抓一些小豆子。由于趾曲肌和盆底肌属于协同肌肉，所以锻炼趾曲肌也能帮助盆底的恢复。
腹式呼吸：腹式呼吸能让盆底肌得到充分放松。

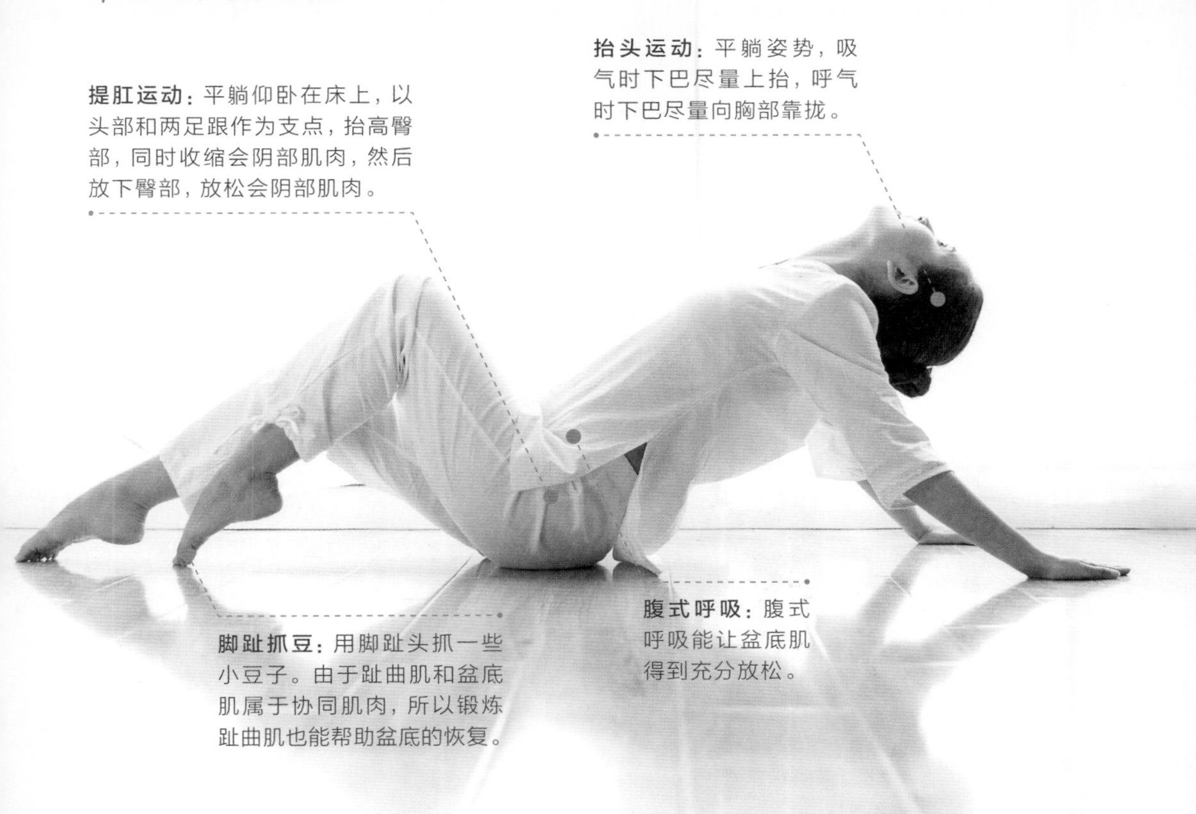

修复腹直肌

孕期体内会释放一种叫松弛素的激素，从宝宝出生到哺乳结束，这种激素会一直分泌。在松弛素的作用下，不只是盆底肌会出现问题，全身的肌肉韧带都会变松，尤其是肚子。

新妈妈产后感到腰部酸痛也是因为腹直肌分离。腹直肌是人体的核心肌肉群，如果腹直肌分离会导致肌肉无法产生应有的作用，腰部肌肉会为了支撑身体而过度疲劳，导致酸痛。

在孕期，因为孕妈妈的肚子越来越大，腹部的腹肌也会受到一定的压力和牵拉，基本上是“被撑开了”的状态。所以，在生产之后，新妈妈的腹部没有以前那么紧致，而是变得软绵绵的，没有力量，很难立即恢复原来的状况。

很多新妈妈认为这是腹部脂肪囤积，但其实腹直肌分离的原因占了很大一部分。如果新妈妈体重增长过多，皮下脂肪的增加也是影响因素之一。

新妈妈可以通过科学合理的饮食加运动，将身材恢复到原来的样子。

腹直肌分离自测方法：

双腿曲膝仰卧，放松状态。一手扶住头部，另一只手触摸腹直肌的中部，如果腹直肌中间有一条明显的缝隙，中间出现的缝隙就是腹直肌分离位置。正常范围：2 指以内（含 2 指），需改善：2~3 指，需就医：3 指以上。

运动修复腹直肌

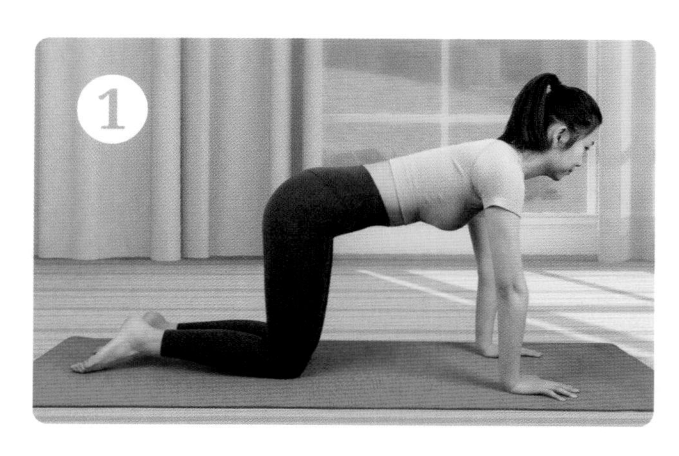

从四足支撑位开始，双手在肩膀正下方，膝关节在髋关节正下方收缩腹部将脊柱向上弯曲，背部像个驼峰一样拱起至最大幅度，注意这个过程中呼气。
吸气时将背部还原至初始位置，脊柱回到中立位。
注意调动腹部深层的肌肉将肚脐向上顶起来，体会腹围缩小的感觉。
每组 15~20 次，做 3 组。

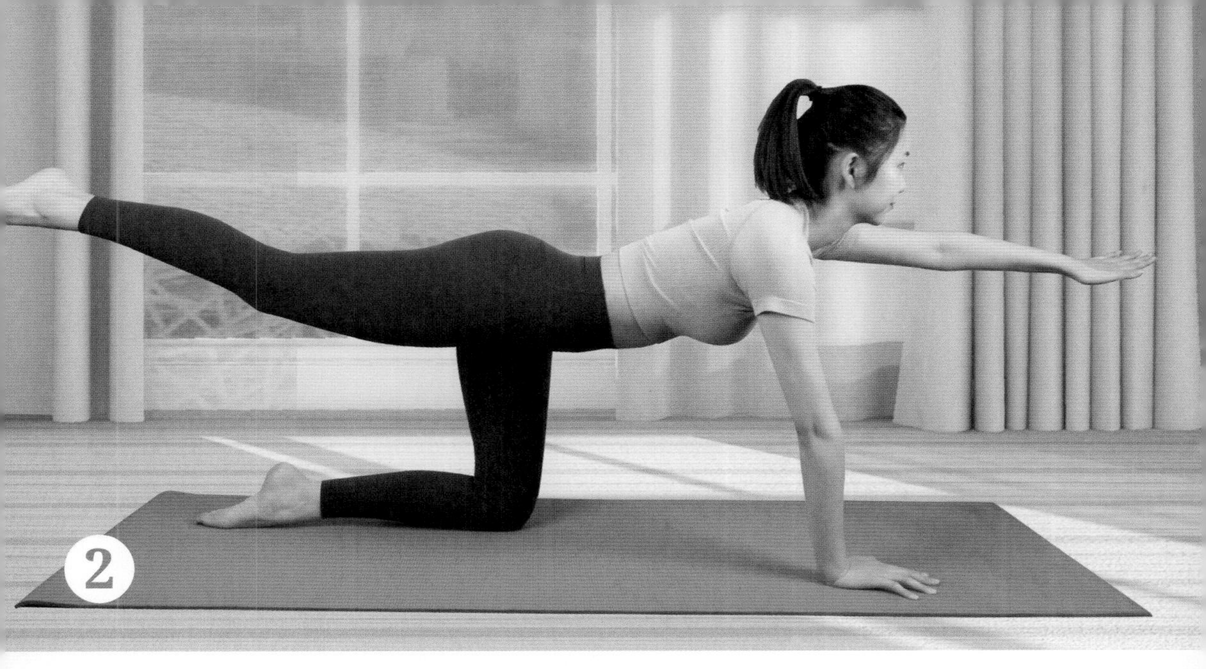

从四足支撑位开始，双手在肩膀正下方，膝关节在髋关节正下方。
将腹部收紧，保持脊柱中立位，避免腰部下沉塌陷。
交替伸展对侧的手脚（左手右脚，右手左脚）至与背部呈一条直线，然后慢慢还原至初始位置。
注意在动作过程中躯干不要出现晃动，脊柱始终保持中立位。
如果感觉难度较大，可以先伸展手臂，再伸展下肢。
每组 10~15 次，做 3 组。

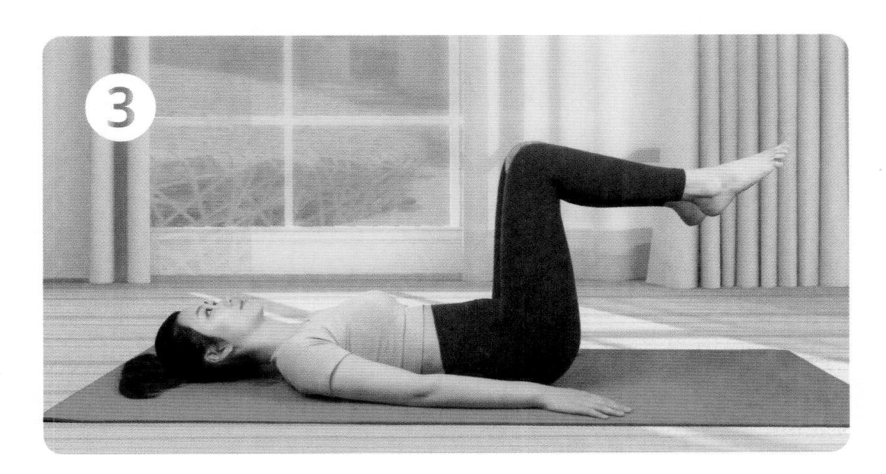

屈膝 90 度，屈髋 90 度，双手至于身体两侧，两腿之间夹球或枕头。
收缩腹部让肚脐下沉，腰椎下压，贴住地面，两腿向内收缩，加紧球或枕头。
保持住身体姿势，正常呼吸，注意吸气时也要收缩腹部，避免腹部鼓起，让腹部始终处于收紧的状态。
每组 20 个呼吸，做 3 组。

附录：孕期膳食营养素参考摄入表

孕期	能量（千卡）	碳水化合物（%）	添加糖（%）	脂肪（%）	饱和脂肪（%）	蛋白质（克/天）
孕早期	1800	50~66	<10	20~30	<10	55
孕中期	2100	50~65	<10	20~30	<10	70
孕晚期	2250	50~65	<10	20~30	<10	85

矿物质推荐摄入量或适宜摄入量

孕期	钙（毫克/天）	磷（毫克/天）	钾（毫克/天）	钠（毫克/天）	镁（毫克/天）	氯（毫克/天）	铁（毫克/天）	碘（微克/天）	锌（毫克/天）	硒（毫克/天）	铜（毫克/天）
孕早期	1000	720	2000	1500	370	2000	20	230	9.5	65	0.9
孕中期	1000	720	2000	1500	370	2300	24	230	9.5	65	0.9
孕晚期	1000	720	2000	1500	370	2300	29	230	9.5	65	0.9

孕期每日维生素推荐摄入量（RNI）或适宜摄入量（AI）

孕期	维生素A RNI（微克RE）	维生素D RNI（微克）	维生素E AI（毫克α-TE）	维生素K AI（微克）	维生素B_1 RNI（毫克）	维生素B_2 RNI（毫克）	维生素B_6 RNI（毫克）	维生素B_{12} RNI（微克）	泛酸AI（毫克）	叶酸RNI（微克DFE）	烟酸RNI（毫克）	胆碱AI（毫克）	生物素AI（微克）	维生素C RNI（毫克）
孕早期	700	10	14	80	1.2	1.2	2.2	2.9	6.0	600	12	420	40	100
孕中期	770	10	14	80	1.4	1.4	2.2	2.9	6.0	600	12	420	40	115
孕晚期	770	10	14	80	1.5	1.5	2.2	2.9	6.0	600	12	420	40	115

注：DFE为膳食叶酸当量；α-TE为生育酚当量，为维生素E的标示单位；RE为视黄醇当量，视黄醇是维生素A的形式之一。

孕期营养素补充汇总

孕期营养/补剂

孕期需要补充的营养

- 叶酸 —— 作用：防止宝宝畸形。预防贫血，早产。
- 维生素 B_6 —— 作用：抑制妊娠呕吐。
- 锌 —— 作用：防止宝宝发育不良。
- 钙 —— 作用：防止宝宝发育不良。
- 维生素 C —— 作用：维持宝宝健康发育。
- 铁 —— 作用：预防缺铁性贫血。
- DHA —— 作用：促进大脑和视网膜发育。
- 碳水化合物 —— 作用：促进宝宝发育。
- 膳食纤维 —— 作用：防止便秘。
- 维生素 B_1 —— 作用：加快产程。

《中国孕产妇及婴幼儿补充DHA的专家共识》中认为：维持机体适宜的DHA水平，有益于改善妊娠结局、婴儿早期神经和视觉功能发育，也可能有益于改善产后抑郁及婴儿免疫功能和睡眠模式等，这么说来，孕期适宜的DHA水平，有利于胎儿发育。

根据《中国居民膳食指南(2022)》中建议对于备孕期的女性，每人每天建议补充400微克的叶酸，而孕妇，整个孕期建议每天补充400微克的叶酸。

具体补充办法

- 孕1月：补叶酸 —— **食补**：绿叶蔬菜、芦笋；豆类、面食、坚果等，草莓 樱桃、杏等水果。**叶酸片**
- 孕2月：补维生素 B_6 —— **食补**：鸡肉、鱼肉、猪肝、豆类、西蓝花。
- 孕3月：补锌 —— **食补**：牡蛎、生蚝、肝脏、赤贝、芝麻。**葡萄糖酸锌口服剂**
- 孕4月：补钙 —— **食补**：奶酪、牛奶、黄豆、鲫鱼、虾、杏仁、猪肝、鸡蛋、紫菜、花生。**孕妇奶粉、孕妇钙片**
- 孕5月：补维生素 C —— **食补**：青椒、菜花、白菜、黄瓜、菠菜、胡萝卜、苹果。**复合维生素片**
- 孕6月：补铁 —— **食补**：动物肝脏、蔬菜、瘦肉、鸡蛋。**补铁剂**
- 孕7月：补 DHA —— **食补**：松子、核桃、花生、坚果、海鱼鱼油。DHA：每日摄入DHA不少于200毫克。
- 孕8月：补碳水化合物 —— **食补**：面粉、大米、谷类、薯类、杂豆。
- 孕9月：补膳食纤维 —— **食补**：全麦面包、芹菜、萝卜、红薯、土豆、豆芽、菜花。
- 孕10月：维生素 B_1 —— **食补**：鸡蛋、坚果、猪肝、猪心。

图书在版编目(CIP)数据

孕妈营养好，宝宝长得壮 / 翼下健康，宋伟主编．—北京：中国轻工业出版社，2022.7
ISBN 978-7-5184-3940-9

Ⅰ．①孕… Ⅱ．①翼… ②宋… Ⅲ．①孕妇—营养卫生—基本知识 Ⅳ．① R153.1

中国版本图书馆 CIP 数据核字（2022）第 055111 号

责任编辑：杨　迪　　责任终审：李建华　　整体设计：奥视读乐
策划编辑：张　弘　杨　迪　　责任校对：宋绿叶　　责任监印：张京华

出版发行：中国轻工业出版社（北京东长安街 6 号，邮编：100740）
印　　刷：北京博海升彩色印刷有限公司
经　　销：各地新华书店
版　　次：2022 年 7 月第 1 版第 1 次印刷
开　　本：787×1092　1/16　印张：12
字　　数：200 千字
书　　号：ISBN 978-7-5184-3940-9　定价：49.80 元
邮购电话：010-65241695
发行电话：010-85119835　传真：85113293
网　　址：http://www.chlip.com.cn
Email：club@chlip.com.cn
如发现图书残缺请与我社邮购联系调换
211487S2X101ZBW